# 泌尿器科医の働き方大全

## ー勤務医から開業医までー

医療法人社団 思いやり 理事長
くぼたクリニック松戸五香 院長

窪田徹矢
Tetsuya Kubota

星野書房

世のため、人のため
日々医療の現場に従事している医師の方々、
そして、
医師を志すあなたへ。

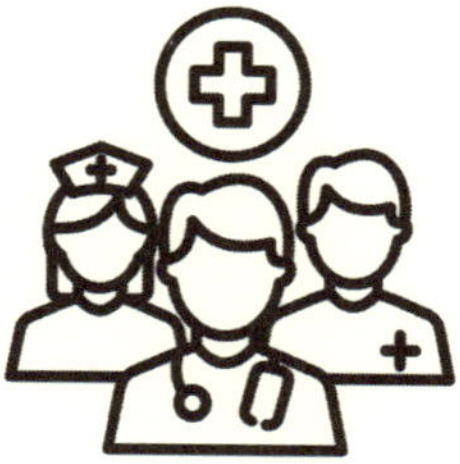

プロローグ

泌尿器科医が全医師の2〜3%ほどしかいない
という現状をご存じですか?

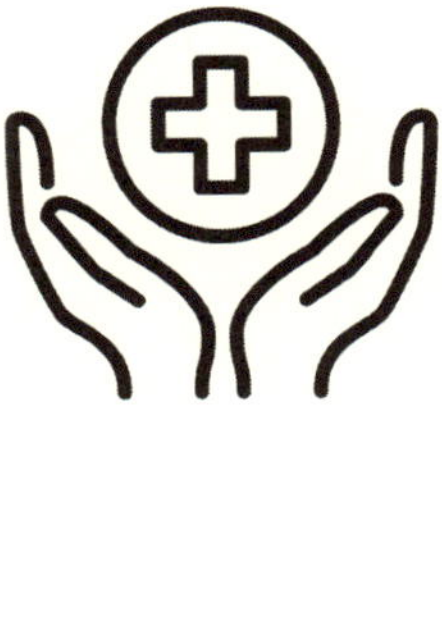

超高齢化社会が進むなか、
泌尿器科医のニーズは
ますます高まっていきます。

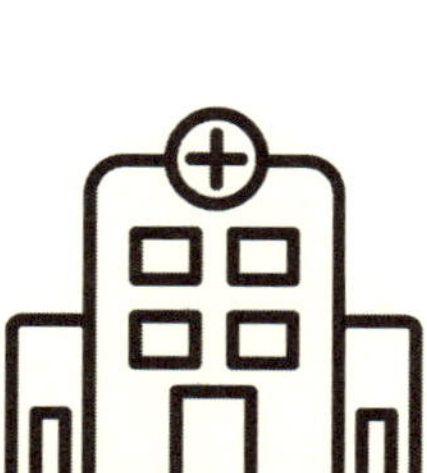

## プロローグ

高齢の人たちがいつまでも元気で過ごせる
日本社会を実現させるには、
泌尿器科医の存在が欠かせません。

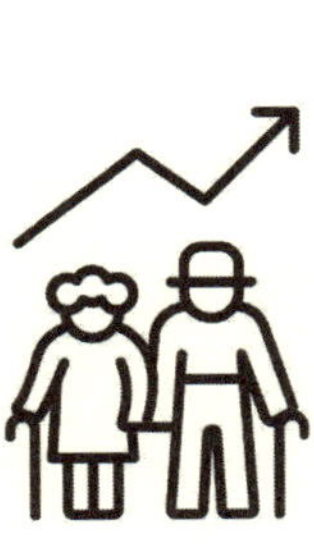

でも「おしっこが近いから泌尿器科へ行こう」
という方はまだまだ少なく、
泌尿器科を受診するハードルは高いのが現状です。

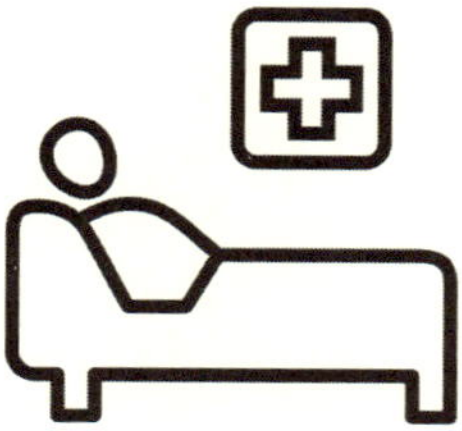

プロローグ

わたしのミッションは、
泌尿器科をかかりやすい科にして
楽しく健康で生きられる社会をつくること。

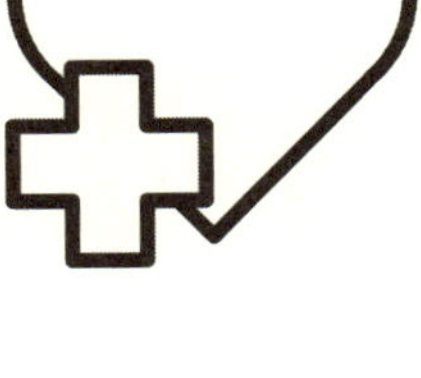

そのためにも、より多くの方に
泌尿器科のことを知っていただき、
泌尿器科医を増やしたいのです。

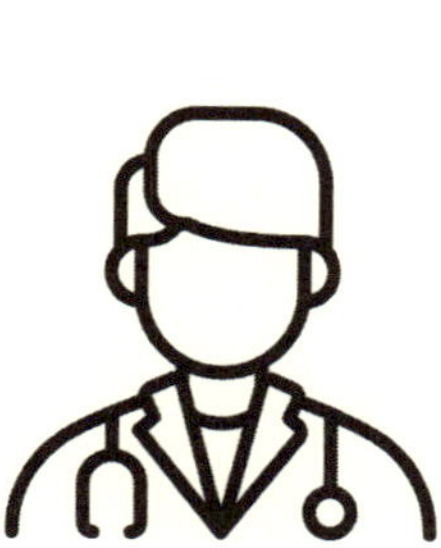

プロローグ

本書では、泌尿器科の素晴らしさを知っていただくため、
泌尿器科医としてのキャリアの積み上げ方や
スタッフ育成の極意など、
幅広い内容を解説します。

# はじめに

千葉県松戸市を中心に、「医療法人社団 思いやり」を展開し、くぼたクリニック 松戸五香の院長を務めております、窪田徹矢と申します。

まずは本書を手にとっていただき、ありがとうございます。

本書をご覧のあなたは、現役の勤務医や開業医、研修医など、何らかの形で医療に関わっている方でしょう。

医療に関わるあなたにとって、泌尿器科にはどんなイメージがあるでしょうか？

また、世間で泌尿器科はどんなイメージを持たれていると思いますか？

少なくとも泌尿器科は、患者さんから見てまだまだかかりやすい科になっているとは言えません。

「肌がかゆいから、皮膚科へ行こう」「鼻が詰まるから、耳鼻科へ行こう」とは思っても、「おしっこが近いから、泌尿器科へ行こう」とはなりにくく、わたしの肌感覚的に泌尿

## はじめに

器科を受診するハードルが高いように思えるのです。

そのハードルのひとつは、泌尿器科医が全医師のなかの2~3%ほどしかおらず、世間的に身近ではないことです。

超高齢化社会のなか、現在泌尿器科を標榜するクリニックを3院経営しているわたしの希望は、頻尿や尿もれなどに悩む多くの方々を助けることです。

そんなわたしの根底にある最大のミッションは、泌尿器科をかかりやすい科にして、楽しく健康で生きられる社会をつくることです。

これから高齢者が増え続けるなか、「長生き」をしあわせに感じられる社会をつくるのは、非常に大切なことではないでしょうか。

そのためにも、泌尿器科医の数を増やし、泌尿器科という分野を底上げする必要があります。

そこで、若い先生にもっと泌尿器科の魅力を知ってもらわなければいけないと思い、本書の執筆に至りました。

医師になった方、なろうと思っている方は、多かれ少なかれドラマなどで描かれるような難しい手術を成功させる外科医、ドクターヘリで絶体絶命の危機を救う救急救命医などに憧れたのではないでしょうか。

ほかにも、自暴自棄になった患者さんと向き合う精神科のドクター、生命の誕生や母体の安全に全身全霊で立ち向かう産婦人科のドクターなども、支持を集めています。たしかにドラマなどで注目されるドクターは、魅力的です。「いつか、あのように人を助けられる医師になりたい」と思う人が多いはずです。

一方で泌尿器科は、残念ながらそのような見方をされることはほぼありません。

でも、泌尿器科がもっとかかりやすい科になれば、世の中の多くの方々が憧れる職業になるでしょう。

医師を志す人たちが泌尿器科を選ぶようになるには、まずは泌尿器科のことをもっと知ってもらう必要があります。

手術ができて、開業もできて、さらにアメリカで一目置かれているのが、じつは泌尿器科なのです。

本書には、若い方々に泌尿器科を選んでもらえるように、これまでのわたしの経験や、実際に泌尿器科でやりがいを持って働いている先生のインタビューなどを詰め込みました。

本書をきっかけに泌尿器科の素晴らしさを知っていただき、少しでも興味を持つ人が増えれば、とてもうれしく思います。

２０２４年11月　窪田　徹矢

もくじ

## 第2章　泌尿器科医のキャリア例

もくじ

もくじ

## 第5章　泌尿器科の世界で生きる先生との対談集



## おわりに

# 第1章

# 泌尿器科医の魅力

# 1

# 泌尿器科医とは

## 高齢化の加速により泌尿器科医の必要性は増してゆく

泌尿器科は、身体のとくにデリケートな部分を扱う診療科であり、患者さんだけではなく医療現場で働く人たちも、「特殊な科」というイメージを抱いているのではないでしょうか。

たしかに、その通りかもしれません。でも、得られる知識やスキルが多いうえ、高齢化が加速する日本において、ますます重要性が高まることは間違いありません。

医療の道で日々精進されている先生方、もしくは医師になるべく日夜勉強されている方々の多くはご存じとは思いますが、まずは正確に知っていただきたいので、泌尿器科の特徴などをお話しさせていただきます。

**泌尿器科は、主に腎臓や膀胱といった排尿に関わる器官の疾患、生殖器に関わる疾患を扱う診療科**です。尿路結石やＥＤ、骨盤疾患などの幅広い領域を専門とします。

泌尿器科で行う治療は、手術などの外科系の処置が中心であり、腎臓や尿路に結石、あるいはがんなどの悪性腫瘍などがあった場合、手術により取り除きます。

そのほか、神経因性膀胱炎や過活動膀胱、包茎治療、男性不妊症も、泌尿器科の担当領域です。

ただ、ＥＤや包茎治療は、すべての泌尿器科で対応しているわけではなく、病院やクリニックによって診療内容が異なります。

## 誤解による「マイナスイメージ」が根強い

泌尿器科は前立腺や男性生殖器の疾患を扱っているため、男性の患者さんが多い傾向があります。でも、膀胱炎や過活動膀胱、腹圧性尿失禁といった女性に起こりやすい症状も、泌尿器科の範疇です。

泌尿器科医は、いわゆる「マイナー科」といった扱いを受けることが多く、日本の医師全体の比率で見ると、内科医が30～40%であるのに対し、泌尿器科医はわずか2～3%しかいません。

しかも、男性の泌尿器科医が大多数で、女性はごく少数です。女性患者さんは、とくに男性の泌尿器科医に相談し、治療を行ってもらうことを恥ずかしく感じることが多いため、泌尿器科医全体の増加に加え、女性医師の増加が求められます。

泌尿器科医が少ない背景には、「尿」という排泄物をあらわす、一般的にはマイナスイメージを持たれる言葉が入っていることもあるのでしょう。また、男性器を扱うことで、「性的なことが好きな人がなるもの」と誤解されていることも、医師が少ない要因と言えます。

ただ、**泌尿器科を選択した医師は、みんな泌尿器科医であることにやりがいや誇りを感じていることは間違いありません。**

ぜひ、本書を通じて泌尿器科の素晴らしさを知ってくださいね。

# 2 泌尿器科医としての働き方

## 「勤務医」「開業医」で働き方が異なる

ほかの診療科と同様、泌尿器科医としての働き方は、大きく「勤務医」「開業医」に分かれます。

勤務医は、大学病院や総合病院といった大病院にお勤めし、勤務年数や働き方によって昇進し、それにつれてお給料も上がっていきます。泌尿器科は外科の側面を持っていて、とくに勤務医の先生は、手術にやりがいを感じている方が多く見られます。

また、病院がお休みの日はアルバイトでクリニックなどの外来を請け負うことも、少なくありません。開業医は、本業である治療以外にも取り組まなければならないことが多いのですが、自身の理念を体現できる場を持てることが、最大のメリットです。

なお、現代のクリニックはＳＮＳやブログなどによる発信も求められます。

# 3 泌尿器科医になるメリット

## 最新の技術を先行して取り入れられる

医師の間では有名な話ですが、現在は胃がんや大腸がんなどの外科手術、婦人科、心臓血管外科などで活用されているロボット手術（da Vinci：以下「ダヴィンチ」）がはじめて保険適用になったのは、前立腺がんの手術です。

わたしが2015年、千葉西総合病院でダヴィンチを導入してはじめてロボット手術を行った頃は、泌尿器科がメインでした。現在は外科の先生もダヴィンチを使った手術をしていますが、当時は推定3億円ほどの機械を泌尿器科が独占して手術を担っていたのです。

**泌尿器科が先陣を切ってロボット手術を牽引しているという自負があったので、当時は**

## 勤務医でしたが、とてもやりがいを感じていました。

なお、これには歴史的な背景があるので、簡単にお話ししておきます。手術は、患者さんの身体的な負担を減らすため、まず開腹手術から腹腔鏡手術への移行が始まりました。ところが、前立腺の腹腔鏡手術は難易度が高く、とある病院で医療事故が起こってしまいました。

泌尿器科が扱う後腹膜臓器は複雑で、前立腺がんの手術はお腹の奥にある膀胱のさらにその裏の前立腺だけを切り取って膀胱と尿道をつなげるというものです。わたしも前立腺の開腹手術はかなり以前に実施しましたが、ほとんど手が届かない場所を糸で縫っていくような手術なので、非常に手技の難易度が高いのです。

腹腔鏡で手術を行うにしても相当難易度が高いため、やはりロボット手術がもっとも適していたということです。

早くに保険適用された背景には、そのようなことがあったようです。

どちらにしても、泌尿器科は「最先端の技術を先行して取り入れる科」であると言えます。

## アメリカでは泌尿器科医のステータスが高い

泌尿器科という科目は、日本ではマイナーな科とされていますが、海外では非常に地位が高くなっています。とくに前立腺がんの症例はアメリカで非常に多く、泌尿器科医の地位の高さが窺えます。

**ロボット手術も含めた新しい技術が入りやすいので、最先端の医療を極めていきたい方には泌尿器科はおすすめの科目**です。職人的な部分もあるので、技術を極めることにやりがいを感じる人には、合っているのではないでしょうか。

伊勢呂哲也先生の『僕らは生まれ変わってもまた「泌尿器科医」になる―最高峰の医師を目指す理由』(クロスメディア・パブリッシング)にも書かれていますが、医師向けキャリア情報サイト「エピロギ」の調査によれば、アメリカの年収ランキングで泌尿器科が4位に入っているとのことです。ちなみに日本では6位であり、アメリカの4分の1ほどの年収とのことで、アメリカでは手技の優れた医師が相応の地位を得ていると言えます。

AUA(米国泌尿器科学会)の研究会に参加すると、最新のロボット手術などを学べるのは非常に魅力的なことです。

# 4 泌尿器科医でよかったと思えたこと

## 医師として患者さんから感謝されることは大きな魅力

第2章で詳しくお伝えしますが、わたしは後期研修医で泌尿器科を選択し、専門医となってからは勤務医を経て、泌尿器科クリニックを開業するに至りました。泌尿器科医として、現在も非常にやりがいを感じています。

やりがいを感じることのひとつは、高齢者にとても多く見られる頻尿、尿もれへの対応です。相談しにくいことを考えると、じつは悩みの深い症状と言えます。言いにくい症状を治してあげられると、たとえば皮膚のかゆみを治すよりも患者さんからありがたがられるように感じます。

もちろん科に優劣などはなく、どの科であっても治療を行えば、感謝されるものです。ただ、泌尿器科はとくに感謝される度合いが大きいと感じることが多いのです。

泌尿器科のクリニック自体少ないことが、感謝される大きな要因なのかもしれません。それ以前に、泌尿器科の医師自体が少ないため、遠くからわざわざお越しくださる患者さんも非常に多く見られます。

また、大学病院や総合病院の勤務医であれば、前立腺がんや腎がん、膀胱がんなどのがん手術がメインです。がんの手術を行い、治すことができれば感謝されるのは当然です。私見で恐縮ですが、外科系の科目には「結果のわかりやすさ」があります。**外科医の本望は、手術で疾患の部分を完全に取り去って「もう大丈夫ですよ」と患者さんに言えること**ではないでしょうか。

医師として患者さんから感謝いただくことは、大きな魅力であると言っても過言ではありません。

## 手術中のリスクが少なく、身体的な負担も決して高くない

外科医であれば、手術によって患者さんが求める最良の結果を出すことが求められま

すが、泌尿器科医が行う手術は、脳外科や心臓血管外科の先生が扱う大手術と比べて、患者さんが手術中に亡くなる危険性は高くありません。

また、泌尿器科医が扱う手術は長時間のものが決して多くはないことも、大きな要素です。現在はロボット手術が多くなり、座った状態で手術を行えるようになったうえ、腎移植のような大手術を除けば、長くてもがんで膀胱を全摘する手術で６時間程度なので、身体的な負担も相対的に少ないと言えます。

一方で外科の手術であれば、10〜12時間かかるものも少なくありません。耳鼻科が扱う頭頸部の手術も非常に時間がかかるため、精神的にも疲労しやすいのです。

ほかの外科と比べて長い手術が少ないことも、情報として知っておきましょう。

また、脳や心臓は経過観察が重要なため、夜勤や当直があり、そこがありがたがられる要素でもありますが、先生の身体や心への負担は大きなものです。

一方で泌尿器科医は、術後にＩＣＵに入る症例が少なく、そこまで過酷ではないため、身体と心のバランスをとりやすいのです。

さらに、泌尿器科は高齢者に多く見られる疾患や症状を取り扱う科なので、超高齢化社会に突入している日本において、将来性が非常に高いと言えます。

また、泌尿器科は「お年寄り専門の科」と思われがちですが、年少の子どもに多い夜尿症の治療や30代、40代にも見られる膀胱炎や尿管結石を取り扱うため、守備範囲が広い科でもあり、わたし自身はその点にもやりがいを感じています。

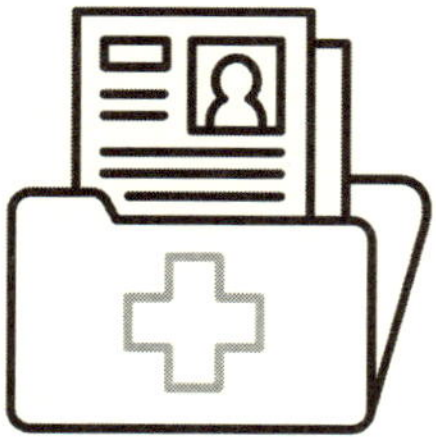

# 泌尿器科でよかったこと

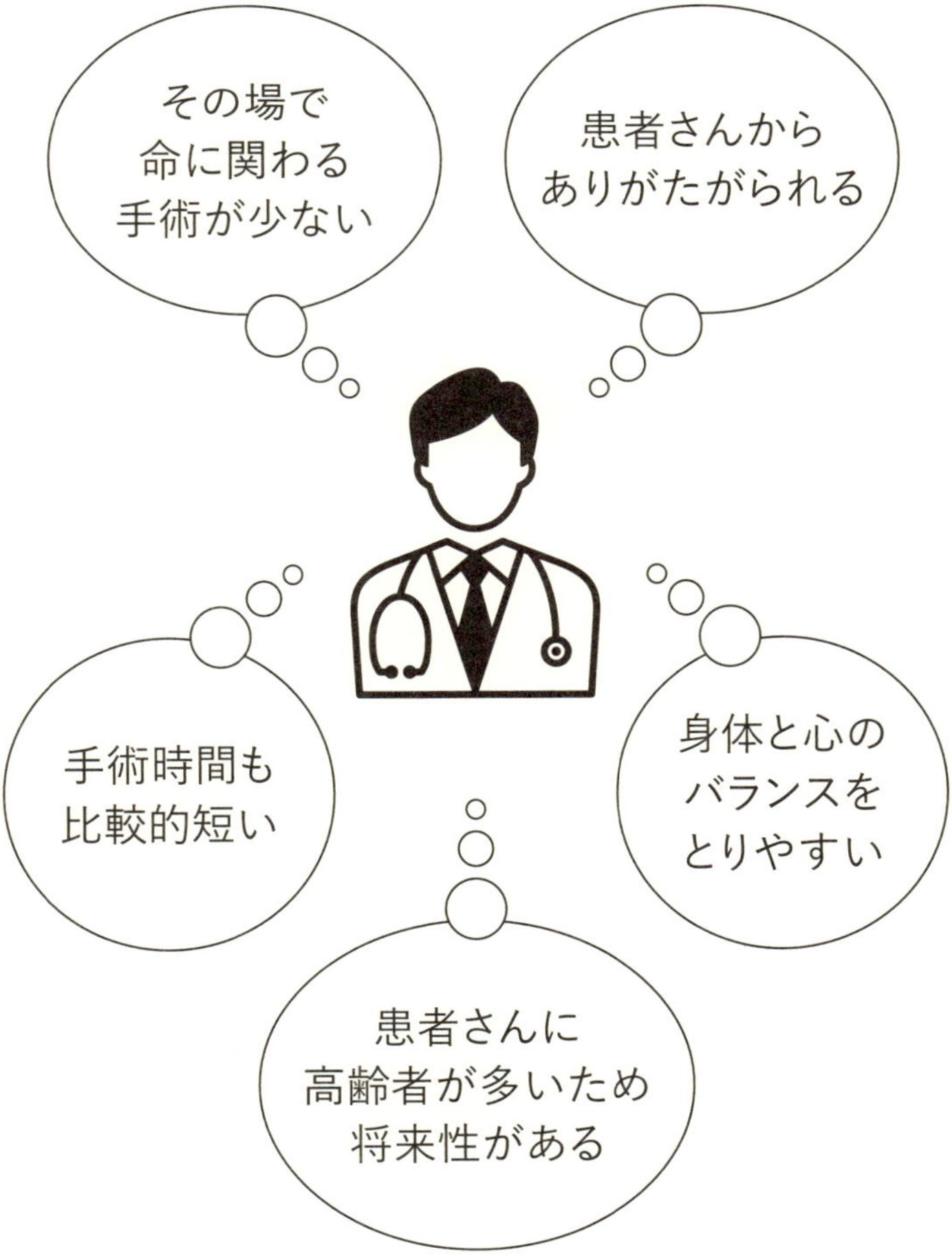
その場で
命に関わる
手術が少ない
患者さんから
ありがたがられる
手術時間も
比較的短い
身体と心の
バランスを
とりやすい
患者さんに
高齢者が多いため
将来性がある

## 5 泌尿器科医になっての気づき

### 人のいい医師が多い

実際に研修医〜勤務医〜開業医として活動してきたわたしから見た、泌尿器科医の魅力についてお話しさせていただきます。

まずは、ある意味もっとも大切かもしれない「人」についてお話ししますが、わたし個人の体感として、泌尿器科に威圧的な先生はいません。

あくまでも一般的なイメージですが、内科の先生は優しそう、外科は体育会系で上下関係が厳しい、といった印象を持っている人もいるでしょう。

病院の外科部長や大学病院の外科の教授には、どっしりしていてトップの貫禄のある先生がよくいらっしゃいますが、泌尿器科にはそこまでの先生がほとんどいません。

また、わたしが大学5年生のとき、同級生が１００人いるなかで２人しか泌尿器科の研修に入らなかったため、とても重宝されました。大事にされるのも、泌尿器科の魅力のひとつでしょう。

研修への出席が多い科は、人がたくさんいるために覚えてもらえず、名前で呼んでもらえないこともあるのですが、泌尿器科は研修医の人数が少ないために名前で呼んでもらえるうえ、「次も来いよ」「手術へ入ってみない？」といったようにかわいがってもらえます。**かわいがってもらい、大切にしてもらえるうえに、チャンスまでもらえる**のはとてもうれしいことですよね。

## さまざまな社会的ニーズに応えられる

ただ、人が少ないということはチャンスがある一方で、自らが動かなければいけない場面が増えることを覚悟しなければいけません。でも、外科医に必要なのは経験です。手術は、経験を積むほど上手になるものであり、ドクターが少ない環境であれば経験を積みやすくなります。

もちろん、泌尿器科の分野は多岐にわたるので、手術だけではなく一般的な外来業務などを通じて、泌尿器科の臨床知識を学んでもいいでしょう。

少子化が社会問題となっている昨今、不妊に悩むご夫婦も多く、不妊治療の重要性が増していくものと考えられます。

不妊治療というと「女性だけのもの」ととらえられがちですが、じつは男性不妊も非常に大切です。ところが、不妊治療を受けられる産婦人科が9割なのに対し、男性不妊の治療を受けられる泌尿器科は1割に過ぎません。

一般的に、不妊の原因は男性にも半分あると言われているにもかかわらず、対応できる泌尿器科の先生が圧倒的に不足しているのです。

ですから、男性不妊を改善する個人的・社会的ニーズは非常に高いはずです。**日本の少子化傾向を止めるために、男性不妊の治療を行える泌尿器科医になれば、高いモチベーションを持って活動できる**のではないでしょうか。

このような社会的なニーズに応えられること、そしてさまざまな分野のエキスパートを目指せることが、泌尿器科の大きな魅力ではないかとわたしは思っています。

# 泌尿器科医の将来性

◯少子化問題
→男性不妊の治療を受けられる
　泌尿器科が１割程度

↓

男性不妊改善の
個人的・社会的ニーズが高い

**今後ますます泌尿器科医は**
**高いモチベーションを持って**
**活動できる**

# 6 印象に残っている泌尿器科の症例

## 関わった患者さんの人生ストーリーに胸が熱くなった

泌尿器科医として印象に残っている患者さんは、やはりわたしが最期を看取った方々です。ありきたりな話かもしれませんが、泌尿器科は患者さんが亡くなるまでのお付き合いとなることが少なくありません。

ほかの科であれば、末期がんの患者さんの手術を行ったあとは、内科にしても外科にしても緩和ケアの方々のもとへ渡されるため、最期を看取れることが決して多くないのです。

一方で、わたしが数十年前に前立腺がんなどの手術を行った患者さんから、その後再発をくり返した末「最期は窪田先生に診てもらいたい」とご連絡があり、来院したり、わたしが往診に行ったりしたことがあります。

そのとき、奥様が涙ながらに「先生に手術をしてもらい、最期を看取ってもらえるのは本当にありがたい」と言っていただけたのです。

このように、**初診から始まって手術を行い、抗がん剤治療を行って、緩和ケアで往診するといった患者さんとの一貫性のある関わり方ができるのは、泌尿器科以外にほとんどありません。**これは、本当に医師冥利に尽きる話です。

当然ながら、そんなお付き合いができた患者さんのことはよく覚えています。


やはり、人生の終焉まで15年ほどのお付き合いになると、その患者さんの人生そのものと関わるようなものです。

急性期医療で手術を行うような総合病院であれば、「手術を行ったらそこで終わり」といった形が多いと思われます。でも、泌尿器科の開業医として、往診も行っていれば、自分が関わった患者さんを最期まで診られます。そんな患者さんの人生ストーリーを最期まで見られる点に、やりがいを感じずにはいられません。

昨今ではＡＩで回答がわかることも増えていますが、個々の患者さんと向き合うことでしか感じられない医療人としての本質が、そこにあるのではないでしょうか。

あくまでもわたし個人の意見ですが、そんな医師としてのやりがいがある科目が、泌尿器科なのではないかと思うのです。

実際、高齢の男性に多い前立腺がんは、非常に経過期間の長い疾患です。7〜8割は手術や放射線治療で寛解し、経過も良好なのですが、進行が遅いため、多くの場合、患者さんとのお付き合いが長期間にわたります。

胃がんのように、手術を行って5年間再発がなければ大丈夫、それで治療終了、といったことはなく、ケースとしては少ないながらも、手術で取り去った前立腺がんが再発し、抗がん剤治療を行う患者さんもいます。そういう患者さんとは、長いお付き合いになるのです。

末期を迎えた患者さんのお宅へ伺うと、その方の人生ストーリーや思い出が浮かんできて、感慨深いものがあります。10年以上のお付き合いの方が寝たきりの状態になっていて、ほとんど声は聞き取れませんが、意識が薄れているなかでわたしの手を握って離さないようなことがあると、胸に込み上げるものがあります。

患者さんが旅立つのは悲しいことではありますが、その方と最期まで関われたときは、医師になって本当によかったな、と思えます。

## 泌尿器科は、「ゆりかごから墓場まで」

医師は皆、医療の道を志した理由として「患者さんと一生涯付き合いたい」といった想いを抱いているのではないでしょうか。

その意味では、泌尿器科はまさに「ゆりかごから墓場まで」を経験することができます。

たとえば、停留精巣や移動性精巣といった症状で睾丸が上に上がってしまう１～２歳の子どもたちを診ることも少なくありません。

一方で、１００歳を超えた高齢の方が当院に来ることもあります。

基本的には高齢者の方々がメインではありますが、夜尿症（おねしょ）の悩みで来院するお子さんも多く見られます。

本当に泌尿器科の守備範囲は幅広く、患者さんの人生を見られるものなのです。

# 7 泌尿器科に向いている先生・向いていない先生

## 泌尿器科に向いている先生とは？

ここまでご覧いただいて、多少なりとも泌尿器科に興味を持っていただけましたでしょうか？

少しでも興味を持った方にお伝えしたいのが、「わたしが泌尿器科に向いていると思うタイプ」です。

泌尿器科は外科のひとつなので、大前提として手術が好きかどうかが大事なところです。「手術が嫌い」「血を見るのが怖い」という人は、外科医にはなれません。

診療科目は、手術を行うか行わないかで外科と内科に大きく分かれます。内科、心療内科、呼吸器内科、循環器内科、消化器内科、神経内科、血液内科などは手術室での手術を行わず、外科、脳神経外科、呼吸器外科、心臓血管外科、耳鼻咽喉科、泌尿器科、眼科などは、一般的な手術を行う科目です。

なお、「メジャー科」「マイナー科」という分け方もあり、メジャー科とは内科や外科から派生した消化器内科や消化器外科、循環器内科、心臓血管外科などが該当し、マイナー科はそれ以外の整形外科、眼科、耳鼻科などが該当します。

泌尿器科は、もちろんマイナー科としてくくられます。

ただ、**泌尿器科には、内科的な要素も外科的な要素もあります。**わたしが泌尿器科を学んだ大きな理由は、診断から手術まで一元的に患者さんを診られるからです。

たとえば、消化器内科の内視鏡検査で胃がんが見つかり、細胞診を兼ねてとった場合、根っこが深いことがわかって本格的な手術になると、患者さんは外科に回されてしまいます。つまり、患者さんを一貫して診られないのです。

一方、たとえば腎がんの疑いがあって検査を行うのも泌尿器科医であり、腎がんが見つかって手術を行うのも泌尿器科医です。さらに、抗がん剤の治療も泌尿器科医が行うように、最初から最後まで患者さんを一貫して診られるのが大きな特徴です（耳鼻科や皮膚科、整形外科も同じです）。

ですから、手術が好きで、患者さんを最初から最後までしっかり診たいと思う人は、泌尿器科が向いていると言っていいでしょう。

## 泌尿器科に向いていない先生

**泌尿器科に向いていない先生は、逆に手術が嫌いな先生**でしょう。

医師も人間なので、それぞれタイプが違って当然です。科目を大きく分けると「外科系」「内科系」に分類されるかと思うのですが、手術が苦手な先生は相当数いらっしゃいます。

泌尿器科はどちらかと言えば外科系なので、手術や処置といった手技を求められる世界です。ですから、やはり「手術が好き」であることが大前提なので、手術が苦手な先生は難しいのではないでしょうか。

# 8 泌尿器科医が少なくなることによる弊害

## 地域格差が生じ、泌尿器科医にかかれない患者が増える

泌尿器科には、ある程度の適性があることは間違いありません。ただ、現状泌尿器科医自体が少ないことを考えると、泌尿器科を選んでいただける先生が増えるとすれば、社会的に見てもありがたいことです。

実際、泌尿器科医の先生が少なくなってしまう弊害は、明確に存在します。

今後の日本は人口が減る一方で、高齢者の方が相対的に増えていくのは明らかです。そんななか、ほかの科を選ぶ医師が増えて泌尿器科医が少なくなってしまうと、病院やクリニックにかかれない患者さんであふれてしまいます。

地域で見れば、一極集中しているので都内は問題ないかもしれませんが、その一方で

地方の病院やクリニックに泌尿器科自体がなくなってしまう危険性があります。

そうなると、前立腺がんなどの疾患が見逃され、治療が遅れてしまう可能性が高まるでしょう。そもそも泌尿器科医が少なくなると、医師ひとりに対する患者数が増え、先生の負担が増えてしまうことにもなりかねません。

過疎化が進んでいる地域では、大病院であっても泌尿器科を閉じることがあります。なぜなら、**病院も収益を上げる必要があり、採算が合わない科は閉じなければ経営を回せない**からです。

泌尿器科を存続させるには一定数の先生が必要なのですが、資金が潤沢ではない総合病院はロボット手術の機械を導入できないため、医師がメリットを感じずそのような病院を選びません。ですから、ロボット手術ができる病院に医師が集中してしまうのです。

地方は高齢化が進んでいるからといって、泌尿器科の先生が無条件に病院を選ぶわけではありません。ロボット手術がスタンダードになっている現在、地方でも大きな病院や大学病院以外の機械を購入できない病院には、泌尿器科の先生はあえて行きたいと思わないものです。泌尿器科では、このような地域格差が起こってしまっているのです。

泌尿器科医がもっと増えれば、このような弊害はなくなっていくでしょう。

## 性感染症への対処が遅れ、蔓延しかねない

泌尿器科も携わる科目に性感染症がありますが、昨今ではとくに梅毒の増加が大きな社会問題になっています。２０２３年の感染者数は、速報値で約１万５０００人と、10年前の約12倍で観測史上最悪のペースと言われているのです。

２０２０年のコロナ禍以降梅毒が広がったのは、年上の男性と金銭目的で交際する、いわゆる「パパ活」が要因のひとつとして考えられています。とくに性的な知識が少ない10代の女性が、お金目当てで性行為を行った結果、感染していると言われているのです。

泌尿器科は性感染症の対応も行っているのですが、泌尿器科医が減ってしまえば相談先がなくなり、発見が遅れてしまい、その結果、性感染症が蔓延しかねません。

泌尿器科医の成り手が少なくなることで、このような弊害も生まれてしまうのは、由々しき問題です。

# 9 求められる「女性の泌尿器科医」

## 女性医師に診てもらいたい女性患者さんが多いはず

「泌尿器」という名称が影響しているのか、女性の医師が少ない点が泌尿器科の特徴と言えます。ただ、じつは女性の泌尿器科医は非常に高いニーズがあります。

なぜなら、たとえば尿もれに悩んでいる女性はとても多いのですが、恥ずかしくて男性医師へ言いにくい部分があるからです。

女性の患者さんが、尿もれやおしっこが近いといったことを男性に話すのは、恥ずかしいことです。ですから、女性の泌尿器科医が増えることは、社会的にも大事なことではないでしょうか。

ワークライフバランスの観点で言えば、もちろん泌尿器科は外科医のひとつであり、手術もあるため、皮膚科や眼科と比べて残業は発生しますが、脳外科や心血管外科のように患者さんの命に関わるような緊急手術はほとんどありません。

泌尿器科の手術はがんがメインではありますが、女性の場合は出産後に見られる子宮脱、骨盤臓器脱の手術もあり、そのような手術こそ女性医師に行ってもらえると、女性の患者さんも安心なはずです。

**社会的なニーズが高く、現状成り手が少ないという意味で、泌尿器科は女性にとって将来性がある科目**です。現状女性医師が多い科目は眼科や皮膚科であり、美容へ進む人も多いのですが、その道にはすでに多くの女性医師がいます。

競争の激しいところへわざわざ入るのではなく、必要とされるところへ進んではいかがでしょうか。

## 泌尿器科はその場で命に関わる手術が少ないため女性向き

外科志望の女性医師が悩むのは、手術中に患者さんが亡くなったり、極めて難しいがん手術があったりするからではないでしょうか。でも、すでにお伝えした通り、泌尿器科の手術ではそのような症例がほとんどありません。

**女性でなければ診られない部分が多く、比較的働きやすい科と言える泌尿器科に女性医師が増えることは、非常に重要なこと**なのです。

女性医師の場合、結婚・出産といったライフイベントと仕事との両立に悩んでいる人も多いでしょう。

第5章で、泌尿器科クリニックを千葉県流山市で開業し、子育てとクリニックの運営を両立している素晴らしい女性医師のインタビューを掲載しているので、ぜひご覧ください。

## 泌尿器科の女性医師

◯女性の患者さんからの
ニーズが高い

◯現状、成り手が少ない

◯競争が激しくない

◯命に関わる
緊急手術が少ない

↓

**泌尿器科医は
女性医師にとってもおすすめ**

# 10

# 泌尿器科医になるには

## 専門医の資格取得は、医師になってから6年はかかる

すでに医師免許をお持ちの方や、医師を志して勉強されている方はご存じかと思いますが、泌尿器科の専門医について、念のためお話しします。

泌尿器科の医師として一人前になるには、「専門医」の資格を取得することがもっとも確実です。

泌尿器科の専門医とは、「尿路系の疾患、男性生殖器の疾患、内分泌系の疾患、女性骨盤底に関する疾患について、診療技術の高さと豊富な知識があると認められている医師」です。また、診療だけでなく医療界における倫理と安全面に対する知識を持っていて、医療の現場で実践できることも大切な要素とされています。

日本泌尿器科学会の専門医制度は、１９９１年に発足し、２０１６年から順次日本専門医機構の制度によるものに移行、２０２２年以降は日本専門医機構の制度によるものに完全移行しました。

泌尿器科の専門医として認定を受けるには、２年間の臨床研修を受けたあと、臨床研修病院に指定されている大学病院や大規模な総合病院で、日本泌尿器科学会で定められている専門医研修を４年以上受けて、試験に合格する必要があります。

つまり、**国家試験に受かって医師になってから、6年（以上）かかる**ということです。

## 泌尿器科への転科

これもご存じの方は多いと思いますが、ご参考まで。後期研修医で一度選んだ科はいつでも変更することができ、「転科」は決して珍しいことではありません。

でも、転科する人がそれほど多くないのは、専門医になる時期が遅くなってしまうからです。

専門医になるには、すでにお話しした通り、２年間臨床経験を積む必要があります。

たとえば1年間皮膚科に在籍し、翌年泌尿器科へ転科した場合、専門医になれる時期が1年遅れてしまうのです。

もちろん、専門医を取得しなければ大きな影響はありませんが、「一人前の医師になるには専門医を持っていなければ」と考える人が多いので、最短で専門医資格をとるために転科をしないことが一般的です。

最近開業したわたしの後輩は、泌尿器科の専門医を取得した後、再び臨床研修病院で実務研修を受けて、皮膚科の専門医資格をとりました。その人は、泌尿器科と皮膚科の専門医を持っている、ということになります。

時々、「窪田先生は、専門医をとることをすすめますか？」というご質問をいただきます。専門医は医療業界の話なので、もしかすると患者さんは「専門医だから」という観点でクリニックを選んでいないのかもしれません。

ただ、医師が患者さんをほかのクリニックに紹介する際、その科目の専門医を持っている先生、その科目を標榜していても専門医でない先生のどちらを紹介するかと言えば、やはり専門医の先生を紹介します。

ですから、医師同士で考えると、専門医の資格は必要と言えます。医師である前に人としてきちんとすることは必要ですが、専門医の資格を取得していたほうが医師として紹介しやすいですし、働き口も見つかりやすいのではないでしょうか。やはり、専門医になっていたほうがいいと思われます。

なお、開業する先生が泌尿器科を標榜するには、専門医の資格は必須ではありません。ただ、専門医の認定を受けている医師は、泌尿器科に対する高い技術力や知識を持ち、医療における倫理観や安全性を徹底しているものとみなされます。

専門医の資格を持っていなかったとしても、患者さんが安心して治療を任せられるだけの知識などを持たなければならないのは、当然のことと言えます。

## 泌尿器科の専門医になる方法

泌尿器科の専門医として、
認定を受けるには

①２年間の臨床研修を受ける
②日本泌尿器科学会で定められている専門医研修を４年以上受ける
③試験に合格する

↓

**国家試験に受かって**
**医師になってから**
**６年（以上）かかる**

# 第2章

# 泌尿器科医のキャリア例

# 1 生誕から医師を志すまで

## 医師に憧れた幼少期

わたしが院長を務める「医療法人社団思いやり　くぼたクリニック松戸五香」は、2017年11月、千葉県松戸市に開院し、医療理念である「おもいやり」の医療を追求すべく、地域に根ざした思いやりの治療を推進しています。

本章では、これまでのわたしの歩みをお話しします。泌尿器科医としてのキャリア例として、参考にしていただけると幸いです。

わたしは1978年（昭和53年）、東京都の下町である江戸川区小岩地区に、2人兄弟の次男として生まれました。体重が3800gある、丸々太った赤ん坊だったそうです。

母の考えだったのか2歳まで母乳を飲み続け、体重が20kgもあって、まわりからは「将来は相撲取りだね！」と言われていたとかいないとか…。

３歳から水泳を始め、体重は20kgをキープしていましたが、身長は大きく成長し幼稚園の頃はいつも外で遊ぶ、明朗快活な男の子でした。

江戸川を挟んだ隣町である千葉県市川市の小学校に入学し、当時から人を喜ばせるのが好きな性格で、人前でダンスをしたり、歌を歌ったりするのが好きで、「将来はお笑い芸人になりたい！」と本気で思っていたほどです。

ＹｏｕＴｕｂｅでバナナをかぶっているのは、その頃の名残かもしれません。

それと同時に「おばあちゃんっ子」だったわたしは、**薬剤師だった祖母から「将来はお医者さんになって、人から感謝される人間になりなさい」と言われていました。**

またわたしは鼻が悪く、鼻炎や蓄膿症などで近所の耳鼻科に通っていたのですが、そのお医者さんがとてもいい先生で、「将来は人から感謝されるお医者さんになりたい」という気持ちが徐々にわいてきたのです。

## 本格的に医師を志した、祖母の逝去

小学校4年生から塾に通って中学校を受験し、都内の中高一貫の私立中学校に入学して、この学校で6年間過ごしました。

運動が大嫌いだった当時のわたしは、高校2年生のときは体重が90kgを超える肥満体になり、自分に自信がなくなって性格も内向的になり、信頼できる友人は3人だけという、現在でいうところの「陰キャ」でした。

ゲームに明け暮れ、将来の目標が見えていなかった時期でした。

その後、わたしを可愛がってくれていた祖母が、高校3年生のときに亡くなりました。その出来事をきっかけに、「自分はやはり人を救う職業に就きたい」という気持ちが強くなり、医師の道を進もうと決めたのです。

**幼い頃、漠然と「お医者さんになる」と決めてはいましたが、祖母が亡くなったことで、小さい頃から祖母に言われていた「人を救う職業」に就こうと思いました。**

# 2 医師国家試験に合格するまで

## 楽しかった大学生生活

大学は高校から指定校推薦をいただき、私立の獨協医科大学の医学部に入学、ゴルフ部に所属しました。ゴルフ部に入ったきっかけは、将来的に長く楽しめるスポーツだと思ったことです。

内向的な性格も改めようと努力して、学園祭の司会を務めたり、部活対抗の出し物で歌やダンスを企画して常に団体で１位になったりしました。大学生時代の企画や司会などの経験が、現在の講演やテレビ出演などに活かされているのでしょう。

田舎とも言える環境で６年間過ごしましたが、この頃のことはいまでもよく覚えています。とても楽しい生活でした。都会で遊ぶのも楽しいのですが、都内から離れた場所にいたので、結束力が強かったことを覚えています。医学部には１００人しかいなかったので、現在でも同級生たちと仲良くさせてもらっています。

## 泌尿器科との出合い

大学5年生の頃、「運命の出合い」がありました。

医師が進路を決めるのは、大学の5年生のときに行われるＢＳＬ（Bed Side Learning）とも呼ばれる臨床実習（ポリクリ）です。このポリクリで1年間かけて各専門科目を一通り回って、病棟で研修を受けるのです。

この実習には必須科目があり、内科、外科、産婦人科、精神科、小児科の5つはかならず回ります。

そのときに研修した科目でもっとも印象に残ったのが、選択科目である「泌尿器科」でした。

もともと手術に興味があったので、将来進む科目は外科にしようと思っていましたが、同じ病気でも手術をしないなら内科、手術をするなら外科となり、患者さんの状態に応じて受診科が変わることに違和感を持っていました。

ところが、**泌尿器科であれば内科的なことも外科的なこともできて、診断から治療まで一貫して患者さんを診られる点に魅力を感じた**のです。

また、内科の先生は医師の30％と言われている一方で、泌尿器科の医師はわずか２％しかいません。実際、病棟研修で実習に来た１００人のうち、泌尿器科を選択したのはわたしも含めた２名だけだったため、病棟研修では大歓迎され、いい点数をもらうことができました。そのおかげで、大学５年生の成績もクラスで３位になったのです。

わたしが通った大学では、５年生の成績がクラスで５番以内であれば報奨金をいただけました。

ところが、もともと成績の悪いわたしがクラスで３番になったため、「どうしてお前が報奨金なんかもらっているんだよ、みんなに焼肉くらいおごってくれ」という話になり、20人ほどに焼肉をおごったため、数十万円が一瞬でなくなってしまったことは、いまとなってはいい思い出です。

## 海外研修の経験と、いつか開業医になる決意

大学5年生のとき、アメリカのメリーランド州ボルチモアにあるジョンズ・ホプキンス大学へ夏休みを利用して海外研修に行きました。海外の大学での学びに触れると、日本のように授業を受動的に聴いているのではなく、学生が積極的に質問し、非常に活気あふれる講義にワクワクしました。

さらに、アメリカのクリニックで研修の機会もいただいています。そこは貧困層の方が通うクリニックで、アメリカには日本のような国民皆保険制度はなく、お金がない人たちが診察に来ても満足できる治療ができない現実がありました。

アメリカでは貧富の差が激しく、医療を受ける権利を誰でも平等に持っているわけではありません。貧しい層の人はかかることもできないクリニックがある現実を、目の当たりにしました。

わたしはこのとき、「全員が平等に、健康保険を使った質の高い医療を受けられる日本は、本当にすごい国だ。**そんな恵まれている日本だからこそ、地域のなかで多くの方々の『かかりつけ医』になって、社会に貢献する**」と決意したのです。

## 医師国家試験に落ち、自殺も考えた浪人時代

大学5年生の成績で3位をとった自信から、油断してしまったのでしょうか。残念ながら大学6年生のときに大変な失敗を犯しました。なんと、医師国家試験に落ちてしまったのです。

医師国家試験は3日間で500問をこなします。試験は東京で行われ、都内のホテルで友人と1日目と2日目の試験の答え合わせをしたところ、わたしが大量のミスをしていたことがわかり、真っ青になりました。どう考えても、合格できるラインではありませんでした。

泊まっていたのが高層ホテルであり、答え合わせを行ったレストランから見ると、下まで吹き抜けになっています。

友人の話を聞きながら、「ここから飛び降りたらラクになれるだろう」と思いました。

もちろん結果は不合格。医師国家試験は、90％が受かる試験です。医学部を卒業するのに医師になれない、いわゆる「浪人生活」に入りました。

いま思えば、このときが人生のどん底でした。

「このまま医師になれなかったらどうしよう。両親が必死に働いて払ってくれていた、家一軒分にも及ぶ医学部の学費をすべてどぶに捨てるようなものだ」

と思い、目の前が真っ暗になったのです。

その後、わたしは専門の予備校に通い、来年こそは医師国家試験にかならず受かると固く決意して、猛勉強をしました。そのとき一緒に学んだ予備校の仲間は、共に闘った戦友としていまでも仲良くしています。

翌年無事に国家試験を合格して医師になりましたが、**自信過剰になって「自分はできる！」と調子に乗ったまま、医師にならなくてよかった**…といまになって思っています。

# 3 泌尿器科医になるまで

## 手術で治る「わかりやすさ」から、泌尿器科を選択

ご存じの通り、医師免許を取得したあとは臨床医となるために国が指定した病院で研修を受けます。初期研修では2年間ローテーションでさまざまな診療科を回り、3年目から専門の科目を決めて、後期研修を受けることになります。

わたしは千葉県千葉市にある国立病院機構千葉医療センターの研修医となりましたが、この病院は市の中核病院であり、さまざまな患者さんが来院していました。

研修医として週3回以上指導医の先生について当直を担当し、臨床医としてさまざまな研修を受けましたが、仕事は非常にハードでした。でも、上長の先生方にかわいがっていただきながら、常に新しいことを吸収しようとがむしゃらに勤務していたため、学びも多く、楽しい研修医時代だったのです。

そして、研修医3年目から成田赤十字病院の後期研修医として泌尿器科を専攻しました。

わたしは手術が楽しいと思っていました。なぜなら、手術には「わかりやすさ」があるからです。端的に言えば、がんを取り去って患者さんがよくなって帰る、ということがとてもわかりやすいなと思ったのです。

## 泌尿器科に将来的な社会ニーズを感じた

科をおおまかに分類すると、手術を行わないのが内科、手術を行うのが外科と分かれますが、手術を行う科は限定されます。

たとえば、患者さんが最初消化器内科にかかっても、手術を行うことになれば消化器外科の所管となり、循環器内科にかかっても手術になれば心臓血管外科の所管となります。

一方で、いわゆる「マイナー科」と言われる泌尿器科や耳鼻科は、内科的なことも外科的なことも行い、治療するうえで患者さんを一貫して診ることができます。そんな科で働きたいと思い、泌尿器科と耳鼻科、整形外科の専攻を考えました。
ちなみに皮膚科も選択肢のひとつに入っていたのですが、それもマイナー科ですね。わたしは総じて、マイナー科が好きだったのかもしれません。

もちろん、内科や外科といったメジャーな科もいいな、と思ってはいましたが、「マイナー科のほうが自分を活かせる」という想いがありました。

医師全体の割合で言うと、内科の先生は30％ほどであるのに対し、泌尿器科医は２％ほどしかいません。実際、**わたしも含めて１００人の同期の研修医のうち、泌尿器科を回ったのはわたしを含めて２人しかいませんでした。**

内科であればほぼすべての研修医が回るので、「ああ、また来たのか」と思われるかもしれませんが、泌尿器科を回る研修医は少ないので、「よく来たな！」と歓迎され、非常に持ち上げられて、かわいがっていただきました。

そのような待遇を受けたので、「泌尿器科って、いいかも」と思った部分もあります。

もちろん、最終的に泌尿器科を選んだ理由はそれだけではありません。マイナーな科ではありますが、将来性を非常に感じたのです。

**少子化によって小児科や産婦人科のニーズが少なくなる一方、高齢化によって頻尿などに思い悩む人は間違いなく増える**と思ったからです。

また、泌尿器科医の成り手が少ないことも、大きな要素でした。

たとえば、糖尿病の話ができる内科の先生はたくさんいますが、泌尿器科に関わる部分を話せる先生は決して多くはありません。

泌尿器科は、加齢とともに症状が出る頻尿や尿もれ、男性のがんでもっとも多い前立腺がんなどの疾患を扱う科目です。そして、男性に急増しているＥＤ、お子さんの夜尿症など、人に言いづらい症状を扱う科目でもあります。

わたしは、世間のイメージが決していいとは言えないこの泌尿器科を、内科や皮膚科のようにかかりやすい科目にしたいと思い、泌尿器科を志望しました。

# 4　開業に至るまで

## 手術に明け暮れた勤務医時代

後期研修で勤務していた成田赤十字病院では、泌尿器科の一般業務だけでなく、３次救急も学びました。そして医師5年目に、千葉県松戸市の中核病院である松戸市立病院で1年間常勤として勤務し、６年目に徳洲会系列の千葉西総合病院に勤務しました。千葉西総合病院の泌尿器科の症例数は地域でも有数で、わたしは年間１０００件と大学病院以上の症例の手術を行いました。

さらに、徳洲会病院の医師として月1回土日を使って徳之島徳洲会病院へ行き、泌尿器科の診療や手術を約5年間担当していたのです。

医師10年目の２０１５年にはロボット手術「ダヴィンチ」を導入し、手術を第一線で行っていました。千葉西総合病院は、松戸市ではじめてロボット支援手術を導入した病院だった経緯もあり、ダヴィンチを用いた前立腺がんの手術も精力的に行ったのです。

わたし自身、もともと新しい機械や治療法を導入することに対して積極的ですが、その素地は千葉西総合病院での経験で培われたのかもしれません。

現在はロボット手術が当たり前になっていますが、わたしのクリニックでも新しいものを取り入れる姿勢は変えていません。患者さんに対してよりよい治療を提供するには、常に新しいものを取り入れる姿勢は非常に重要であると考えています。

それが、ニーズに応えることになるのではないでしょうか。

年間1000件の手術をこなした原動力は、やはり「やりがい」に尽きました。

**件数をこなすにつれて手術がうまくなり、手術時間も短くなって、なおかつ患者さんがよくなるところを目の当たりにするのは、医師として本当にうれしいことですし、やりがいのある仕事**だと実感しました。

手術をバリバリこなしながら、離島医療にも携わる生活は、忙しいながらもそれなりに楽しかったな、と感じています。

## 泌尿器科と外科の手術の違い

ご存じの方も多いと思いますが、泌尿器科の手術についてお話ししておきたいと思います。泌尿器科と外科とでは、手術の部位が異なります。臓器ごとに、担当が違うと認識してください。

そもそも泌尿器科は、簡単に言えば尿の道、つまり尿路を扱っている科です。一方で、胃や腸といった消化器、肝臓、食道の問題はすべて、外科の範囲内です。

もっと言うと、泌尿器科で扱うのは尿管や膀胱、前立腺、睾丸、精巣、陰茎などの性器に加え、後腹膜臓器と呼ばれる臓器のなかの腎臓や副腎です。

泌尿器科はＥＤや性病も扱うので、わたしが泌尿器科を専攻したときには、同期の医師仲間からはあまりよく思われませんでした。

「お前、あっち方面が大好きだからな」と揶揄されたこともあります。でも、泌尿器科は一般的にイメージされているよりも広い範囲、広い疾患を診ているのです。

話を手術に戻すと、泌尿器科で扱う手術のほとんどが数時間で終わるものです。

わたしが耳鼻科を選ばなかった理由のひとつは、耳鼻科には頭頸部外科という診療科目があり、15～16時間かかる手術があることです。研修医時代に立ち会ったときは、外出できたのが用足しへ行くとき程度で、とてもハードな思いをしたのを覚えています。

一方で、泌尿器科の手術でそこまで大きいものはほとんどなく、特殊な腎移植や骨盤のリンパ節郭清の手術を除けば、6～7時間かかる膀胱全摘手術が最長です。前立腺がんの手術でメインになっているダヴィンチも、前立腺全摘で3時間ほどです。

現在は簡単な手術しか行っていませんが、**やはり若い頃はがんなどを摘出して患者さんの疾患が治り、お礼を言われるのは、とてもシンプルではありますが、医師としてもっともやりがいがあること**でした。

ほかには、手術中に患者さんが亡くなってしまうことが少ないのも、泌尿器科の特徴と言えます。

もちろん、泌尿器科でとても多い前立腺がんが進行し、末期になって亡くなる患者さんもいます。抗がん剤治療や骨転移にともなうモルヒネの投与を行うこともありますが、術中死はそれほど多くはありません。

## 患者さんではなく「疾患」を見るようになった自分に気づく

勤務医時代、第一線で手術を行い、患者さんがよくなることはとてもうれしいことでしたし、わたしにとって非常にやりがいのある仕事でした。

でも、いつの間にかわたしは、患者さんを見ているのではなく「疾患」を見ているのではないか、と思うようになりました。「何かが違う…」と考え始め、「自分は何のために医師になったんだろう…」と自問自答する日が増えたのです。

自分で言うのは憚られますが、手術がうまくできて、年収も高く、患者さんから感謝される状態だったので、天狗になっていたのかもしれません。

現在であれば、「○○さんがこのようによくなった」といった見方をしますが、当時は患者さんをたくさん受け持っていたこともあり、「前立腺がんの患者さん」「腎がんの患者さん」としか見られず、お名前をまったく覚えていない状態だったのです。

診療部長会議などで、「現状は手術が何件、売上がいくらだから、もっと伸ばさなければいけない」といったことを言われると、「患者さんではなく、自分はいったい何を見ているんだろう…」という気持ちになっていきました。

## 初心を思い出し、開業を決意

悩んでいたとき、わたしは、幼い頃に医療の道を志したときのこと、そしてアメリカに渡って感じたことを思い出しました。

**そもそもわたしが医師になろうと思ったのは、患者さん一人ひとりに対して親身になり、思いやりのある医療を提供したかったから**です。そして、アメリカで感じたのは、患者さんだけでなく、社会全体をしあわせにするためにいつか開業しよう、ということでした。

でも「自分は手術のことばかりに気をとられ、患者さん本人を見ているのではなく病気だけを見て、目の前のがんの患者さんを手術したいというエゴで動いているのではないか。結果的には感謝されているけれども、ただ自我を満たしているだけなのではないか」と思えてきたのです。

手術ばかり行っていたわたしが開業を決意したことに対して、まわりの人たちはとても驚いていました。「あれほど手術していたのに、もったいない…」と言われたものです。

なぜなら、現在ではロボット手術は珍しくなくなっていますが、２０１５年にダヴィンチを導入した頃はまだ機械が普及しておらず、ロボット手術を行いたくても行えない先生がたくさんいたからです。

勤務医が泌尿器のロボット手術を行える環境は、それだけうらやましがられるものでした。「３億円もする機械でバリバリ手術できる環境があるのに、なぜ開業するの？」とまわりから驚かれました。ダヴィンチを提供する会社の人からも、「先生、本当にやめるんですか？」と言われたものです。

ただ、１年間で１０００件の手術をハードに行っており、「40歳手前で開業したい」と漠然と考えていたので、「もう手術はやり切った」という感覚を持っていました。

ですから、いまはまったく後悔していません。

「泌尿器科をもっとかかりやすい科目にしたい！」という信念も強くなりました。

「泌尿器科には非常に大きな社会的ニーズがあり、患者さんもたくさんいるのに、泌尿器科医になる人が少ない。自分がこの泌尿器科の存在をもっと世の中に広めなければならない」という想いから、２０１７年11月にくぼたクリニック松戸五香を開院したのです。

# 5 泌尿器科医の働き方は、人それぞれ

## 仕事をバリバリこなすのもプライベートを大事にするのも、その人次第

勤務医としてバリバリ働いているときは、プライベートの時間がほとんどありませんでした。あの頃はずっと仕事をしていたな…と、いまになって思います。
わたしが勤めていた環境は、朝から夜まで手術を行っているのが当たり前のような感覚だったので、慣れてしまっていたのかもしれません。

もちろん、**まわりを見ると仕事に対するスタンスは先生によってまちまちで、仕事にひたすら邁進する人もいれば、ワークライフバランスを重視して9時〜5時で帰る人もいました。**

病院を選ぶ段階で、ひたすら働く病院、比較的余裕を持って働ける病院に分かれる部

分はあります。

わたしの場合は仕事に邁進したかったので、とくに開業する直前で部長職だった35歳の頃は、勤務医としてはかなり高い年収だったと思います。

医師に限らず、人生にはプライベートも大切なのでお話ししておくと、わたしが結婚したのは33歳の頃です。わたしの上司だった部長が鍋パーティーを開催する際に呼ばれたなかのひとりの女性が、妻となりました。

広い意味では医療関係者でしたが、とくに医療従事者にこだわったわけではありません。

医師の場合、夫婦2人とも医師であったり、奥様が元看護師だったりと、さまざまです。結婚相手に関しては、親御様のご希望もあると思います。これからご結婚される方々は、いいご縁に恵まれることを願っています。

## 6

# 泌尿器科のイメージ、認知度を上げたい

### いつか泌尿器科を舞台とする医療ドラマが放送されるように

すでにお話しした通り、「泌尿器科」は一般的にいいイメージを持たれていません。たとえば、はじめて会った人から「お医者さんなんですか、すごいですね！　何科なんですか？」と聞かれたとき、「泌尿器科です」と答えると、「え、どうして泌尿器科を選んだのですか？」と言われます。

世間一般の反応として、泌尿器科はそのような見方をされていることを非常に感じる瞬間です。

「わたし、失敗しないので」という名セリフが有名な医療ドラマをご存じの方も多いでしょう。

わたしが千葉西総合病院に勤務していたとき、もともとドラマの撮影で使われることが多い病院だったこともあり、そのドラマのロケに遭遇したことがあります。エレベーターで主演の女優さんと一緒になったのですが、ヒールを履いていたので１８３㎝あるわたしよりも背が高く、でも顔は小さく、宇宙人かと思えるほどキレイで驚きました。

そのような医療ドラマでよく登場する腎移植は、外科が担当しているイメージを持っている人も多いと思いますが、腎臓なのでじつは泌尿器科医が担当しています。

わたしは腎移植を行ったことはありませんが、外科全体の観点から見ても難易度が高い手術と言えます。

くり返しになりますが、泌尿器科は、高齢者の頻尿・尿もれ、前立腺がんなどにも対応しますし、比較的若い男性のＥＤの診療も行います。

お子さんの夜尿症の相談も多く、じつは幅広い年齢層の方々を対象としています。

ですから、**いつか泌尿器科を舞台とする医療ドラマがゴールデンタイムで放送されるほど、泌尿器科のイメージや認知度がもっと上がってほしい**と心から願っています。

| | |
|---|---|
| 1978 年（昭和 53 年）誕生 | |
| 小学生時代 | 人前でダンスをしたり、歌を歌ったりする明るい子ども時代<br>祖母や近所の耳鼻科の先生の影響で「将来は人から感謝されるお医者さんになりたい!」と思っていた |
| 中学・高校生時代 | 中高一貫の私立中学に入学<br>高校 3 年生のときに祖母が亡くなり、小さい頃から祖母に言われていた「人を救う職業」に就こうと医師の道を志す |
| 大学生時代 | 私立の獨協医科大学医学部へ入学 |
| 大学 5 年生 | 泌尿器科との出合い |
| 大学 6 年生 | 医師国家試験に失敗→人生の絶望期<br>浪人して医師国家試験に合格 |
| 研修医から専門医へ | 成田赤十字病院で泌尿器科の一般業務+ 3 次救急も学ぶ |
| 医師 5 年目 | 千葉県松戸市の中核病院である松戸市立病院で常勤として勤務 |
| 医師 6 年目 | 徳洲会系列の千葉西総合病院に勤務<br>→年間 1000 件の手術を行う |
| 2017 年 11 月 | くぼたクリニック松戸五香を開院 |

# 第3章

## 「泌尿器科医」として長く必要とされる医師になる

# 1 必要とされ続ける医師に求められること

## 「嘘をつかない誠実さ」が必要

本章では、泌尿器科医も他科の医師も含め、「世の中に必要とされ続ける医師像」についてお話しします。

今後医師が長く必要とされ続けるには、何よりも「嘘をつかない誠実さ」が必要なのではないでしょうか。現代はインターネットなどでほとんどのことを調べられるため、包み隠せなくなっています。

ですから、一人ひとりと誠実に向き合わなければなりません。以前であれば、「わたしは名医だから、あなたを治せます。手術を任せてもらえれば、大丈夫ですよ」と言えば、患者さんは「先生のおっしゃる通りにします。わたしの命は先生にお任せします」となっていました。

でも、昨今ではその先生が本当に名医なのか、検索すればすぐにわかります。検索しても先生の名前が出てこない、その病院もたいした手術件数をこなしていないとなれば、信用を失ってしまいます。嘘をつけない時代になっている、ということです。

## スーパードクターである必要はない

決して、「スーパードクター」になる必要はありません。自分の身の丈を知り、「自分にはここまでしかできない」と言える心を持つことのほうが大切です。

医師は、「プライドの塊」でもあるとも言えます。誰にも負けたくない、自分が一番だ、と言いたい気持ちはわかりますが、**想定外のことがあったとき、素直に「その分野はわたしの専門外です。わたしよりももっと上手な先生がいるから、紹介します」とサラッと言える誠実な先生こそ、世の中が求める医師**ではないでしょうか。

医師は、できるのではないかと思って手を出した結果、医療過誤を起こしてしまうリスクを負っています。万が一そのような事態になったときも、誠実な対応をとれるかが問われます。そこで隠蔽してしまえば、結局は白日の下に晒されて、さらに悪い事態を招くだけです。

決してスーパーマンである必要はありません。何かがあったとしても、誠実に・真摯に嘘をつかず、愚直に真面目に取り組むことが、最終的にはその人への信頼につながるのです。

## 悪いネットの口コミには、丁寧に対応しよう

最近はネットの口コミで、悪いことを書かれてしまうケースも増えています。

たとえば、「2~3時間も待たされたあげく、診察が5分もかからず簡単に終わった」と書かれるのは、患者さんが多い病院やクリニックであれば仕方がないことです。

評価がもっとも低い「1」をつけられて悪いコメントを書かれると、さすがにショックを受けるでしょう。ただ、そこで「大変申し訳ございませんでした」と真摯な態度で返信するのは、とても大事なことです。

ネットの口コミで言いがかりのような評価やコメントをつけるのは、たしかに問題です。でも、病院やクリニックを選ぶ際、一般の人は全体の評価が4・7だったとしても、いい口コミをほとんど見ずに、評価が1や2の口コミを最初に探すものです。

そこで見られているのは、おかしな口コミの内容ではなく、きちんと先生が丁寧に返事を返しているか、といったクリニックの姿勢なのではないでしょうか。

仮に書かれている内容が正当なもので、「このクリニック、大丈夫？」と思われたとしても、**先生がしっかりとした文面で丁寧な返事をしていれば、「この先生は、誠実な人なんだな」という印象が伝わる**でしょう。

## クリニックの発信は、動画がおすすめ

クリニックのホームページをつくって発信するのは最低限必要なことですが、もしできるのなら、動画の発信を行うべきです。

なぜなら、ホームページであればキレイな画像で飾り、見映えよくできますが、最近の患者さんは「つくり物」と感じてしまう部分もあります。一方で、動画は情報量が多く、

嘘をつくことができません。ですから、動画でさまざまな発信を行ったほうが、患者さんに安心感を与えることができるのです。もちろん、将来的にはＡＩなどを使ってごまかすことができるようになるかもしれませんが、現在のところはそこまでの技術はありません。

患者さんは、先生が動画で話していたのと同じことを診察で話してもらえれば、安心感を覚えるものです。そのため、わたしは、ＹｏｕＴｕｂｅやＴｉｋＴｏｋによる動画の発信を積極的に行っています。

世の中には医師としても人間としても素晴らしい方がたくさんいて、患者さんの病気を改善したいという想いで日々努力を続けています。

でも患者さんは、じつは高い臨床知識よりも、応対のよさを求めているのです。

**とくに高齢の方は、「あのお医者さんがくれた薬が効いた」ということよりも、「あの先生は優しかった」「いい先生だった」という印象のほうが強く残っているもの**です。

やはり、真摯に優しく対応することこそ、何よりも大切なのです。

# 2

# これからは「稼げる医師」と「稼げない医師」に分かれる

## 開業医も勤務医もアンテナを張り、変化に柔軟に対応しよう

これからの医師に求められるものとしてほかにあげられるのは、変化への柔軟性でしょう。少なくとも、ただ医師免許を持っているだけでは生き残っていけません。今後医療制度が大きく変わったとしても、柔軟に対応できる人であることが大切です。

たとえば、昨今ではＡＩが爆発的に普及していますが、そのような新しいものには常にアンテナを張っておく必要があります。

スタッフも同じですが、人は変化を嫌う生き物です。変化に対応するのは面倒なことではありますが、変わらないものはないので、変化を受け入れ、変化に対応するしかありません。

スタッフにも、常に改善を促すことが大切になってくるでしょう。

なお、医師が必要とされ続ける条件は、開業医だけの話ではなく、勤務医であっても同じことです。

なぜなら、開業医であっても勤務医であっても、同じ保険診療のなかで医療行為を提供しているからです。

もちろん、勤務医の人たちはお勤め先からお給料をもらっているので、さほど影響を感じていないのかもしれませんが、昨今の物価上昇で生活にダメージを受けている人は少なくありません。

**保険診療は物価上昇に合わせてアップするわけではありません。お給料のアップを望むのであれば、勤務先へのさらなる貢献が求められます。**

ですから、開業医であっても勤務医であっても、稼げる人と稼げない人に分かれていくという意味で、状況は同じなのです。

## 医師に求められるもの

変化への柔軟性

安心感を与える動画配信

●嘘をつかない誠実さ
●真摯に優しく対応する
コミュニケーション力

↓

世の中に必要とされ、
稼げる医師に

# 3 「開業のリスク」も認識する

## 開業には借入のリスクがある

本書をご覧の方のなかには、将来開業を考えている人がいるかもしれませんね。

正直に言うと、開業医になるハードルは決して低くありません。

開業には最低でも5000万円ほどの資金が必要であり、ハイリスクであると言えます。

年齢が若い時点で5000万円ものお金を貯めるのは難しいため、ほとんどの先生が借入を行いますが、やはり借入には大きなリスクがともないます。

そもそも勤務医は年収が1467万8978円（第23回医療経済実態調査報告）であり、ほとんどの人が借金をしたことがありません。

開業しなくても、普通に勤めればそれだけのお金をもらえるので、よほどのことがなければわざわざ開業しようとは思わないものです。

そんなリスクをとって開業するよりも、勤務医のままでいたほうが借金を背負うことなく、ラクに暮らせると感じている人が多いのではないでしょうか。

もちろん、親御様が開業医で、ご子息である勤務医の先生が継ぐ方法もあります。

ゼロイチでなければリスクは低く、さほど難しくはないと思われますが、昔からいるスタッフの労務管理などで苦労するようなお話も聞きます。

**0から1をつくるのであれば、やはり借入をしなければ難しいので、リスクが大きい**のです。

総じて言えることですが、勤務医はあまりお金を使わない傾向があります。最近は見られなくなりましたが、医師が製薬会社さんから接待を受けていた頃は、ほとんどお金を使いませんでした。

わたしは開業を考え、自腹を切ってセミナーなどを受講しました。

開業を本気で考えている医師は、それなりに高いお金を払って学びに行くのですが、自腹を切ってまで学ぼうとする勤務医の先生はごく少数でしょう。さらに、リスクをとってまで開業に踏み切る先生も、ほとんどいないのではないでしょうか。

つまり、「できれば開業はしたいけれど、そこまでしてしなくてもいいかな…」と思う方がほとんどなのです。

## ゼロイチではない「分院長」という立場はひとつの選択肢

では、「ずっと病院勤務でいたくはないけれど、親の病院を継げるわけでもなく、ゼロイチの開業に踏み切れるわけでもない」という医師は、どうすればいいのでしょうか?

ひとつご提案できるとすれば、どこかのクリニックが分院を出す際、分院長という役職に就任することです。**分院長であれば、ゼロイチの開業のリスクがないうえに、ある程度のことは自分の裁量で行うことができます。**上司から叱られることも、勤務医ほどは多くありません。

ですから、縁さえあれば分院の院長は非常に魅力のあるポジションではないでしょうか。「院長」という立場になれますし、よほどのことがない限りは解雇されることがありません。

なかなかいいアイデアだと思いませんか？

当法人、医療法人社団思いやりも今後、分院を増やしていく可能性があるので、「我こそは！」と思う方がいれば、ぜひ選択肢のひとつにしてください。詳しくは当法人の医師採用ＨＰ（巻末のＱＲコード）をご覧ください。

## 開業する、もしくは実家の病院を継ぐための「武者修行」はあり

当法人のクリニックでは、分院長だけではなく勤務医として働いていただける先生も募集していて、実際に何人かの先生が勤めてくれています。

勤めている先生方の目的は、将来的な開業なのかもしれませんし、さまざまです。

もしかすると、ゆくゆくは親御様の病院やクリニックを継ぐ予定であり、その武者修

行をしたいという思いでわたしのクリニックのドアを叩く先生がいるかもしれません。

イメージは、実家の料亭を継ぐために、有名な料亭で修行するようなものでしょうか。「将来は〇〇病院を継ぐので、窪田先生のところでノウハウを学びたい」といった目的で来られることは、わたしとしてはウェルカムです。

ご実家の病院やクリニックで行っていないことを、わたしのクリニックで働きながら学んでいただければ、ご自身が継ぐときの大きな参考になるかもしれません。

普通にご実家の医院を継ぐだけなら広がりはありませんが、当法人のクリニックで学べば、それなりのメリットを享受できるはずです。

たとえば当法人のクリニックは、泌尿器科にとどまらず医療脱毛などの美容皮膚科も設けているので、そのようなノウハウまで身につけることができます。

これからは、保険診療にとどまらないノウハウを学んでから開業するほうが有利です。なぜなら、保険診療はインフレに弱く、保険点数で物価上昇分をカバーできるわけではないからです。

自由診療であれば、たとえば「医療脱毛のコストが上がっているから、ほかのクリニックに倣って来月から値上げしよう」といった決断が可能です。

今後のクリニック経営を考えるうえでは、保険診療以外のところでしっかりと収益を上げることが非常に大切です。

当法人のクリニックでは、そのようなノウハウを学ぶこともできるようにしているのです。

もしよろしければ、巻末の「開業準備部」のＱＲコードからご登録ください。役に立つ情報をご提供します。

# 医師のキャリアの選択肢

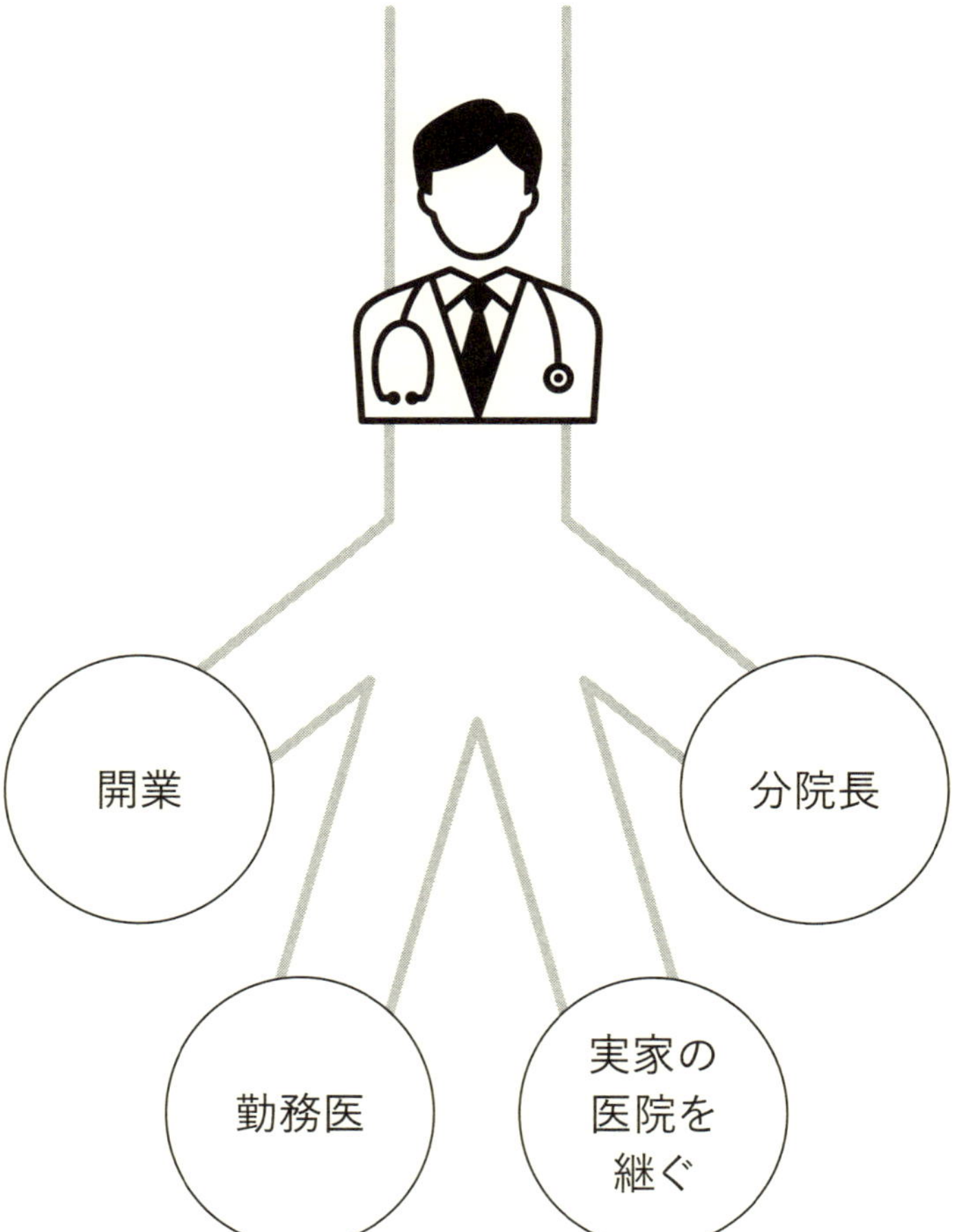

# 4 泌尿器科を専門にするメリット

## 泌尿器科医を標榜すると、差別化しやすい

医師を志すなかで、実際に開業するかどうかは別として、「将来は開業も…」と考える人は少なくないでしょう。

ただ、**どの科であっても難なく開業できるわけではなく、開業向きではない科も存在します。**内科や皮膚科、耳鼻咽喉科は開業しやすいイメージがあると思いますが、泌尿器科は外科系なので、開業向きとは思われていないのかもしれません。泌尿器科が専攻されにくいのは、専門性が高く「開業」のイメージがないといった背景もあるのではないでしょうか。

ただ、実際には若い泌尿器科の医師が、クリニックを開業することも増えています。

そして、高齢化の進展とともに需要も増えているところです。

だからと言って、内科や皮膚科はターミナル駅に数件あることを考えれば、レッドオーシャンです。

そこで、泌尿器科を標榜すれば、患者さんが集まる確率が高まるでしょう。ですから、**開業を考えている内科医や皮膚科医の先生が泌尿器科を学ぶことで、ほかのクリニックとの差別化をはかることができる**のです。

## 若いうちから経験を積めて、スキルもポジションも上がりやすい

泌尿器科を専攻するメリットは、何と言ってもマイナー科で成り手が少ないため、競合が少ないことです。メジャー科である外科であれば競争が激しく、なかなか手術の経験を積むチャンスが回ってきませんが、泌尿器科であればチャンスが回ってくるため、スキルを上げることができるのです。

わたしも、後期研修で泌尿器科を選んだことで、若い頃から手術の機会をいただき、スキルをどんどん上げることができました。

ほかの科を見れば、もっと優秀な医師がいたはずですが、早い時期に一人前になれたのは手術がどんどん回ってくる泌尿器科を選んだからです。

勤務医時代、医師になって10年目で部長になれたのも、泌尿器科を選んだおかげだと思っています。外科などのメジャー科であれば、優秀な医師がたくさんいて、部長になるまでに15～20年ほどかかります。それほど早い時期に部長職に就くことは、できなかったでしょう。

また、他科の半分ほどの期間で部長になれたのは、医師が少なかったこともちろんありますが、手術件数を他科の４～５倍こなし、臨床スキルを上げることができたからです。

そしてわたしは、40歳を迎える前にしっかりとスキルを身につけて、体力がある段階で開業し、新しいステージに立てました。

人生は無限ではなく、期限が決まっています。その有限な人生を、自分のペースで送っていくのも自由です。一方で、やりがいを持ってやろうと思えば、選択によってバリバリ働く医師人生を送ることもできるのです。

# 5 医療業界のトレンドを知る

## 開業医の生き残りが厳しさを増している

最近は、内科の開業医の先生への風当たりが強いのではないかと、わたしは感じています。

「内科の開業医は、それほど必要ないだろう」と言われる傾向にあり、いかに医師が生き残っていくのかを考える時代になるものと思われます。

働き方改革も、医師のキャリアに影響を与えるでしょう。現在総合病院の部長職に就いている友人の泌尿器科医が話してくれましたが、**働き方改革の影響で医師のアルバイトの時間制限が設けられた**とのことです。

わたしが後期研修医の頃は時給が高かったので、よくアルバイトに入っていました。

ところが、最近は大学病院もアルバイトを絞るようになり、以前のような働き方ができなくなりました。

全体のイメージとしては、常勤の先生を増やしたい意向が感じられます。また、コロナの時期には保険医療でお金が出たため、アルバイトの働き口も多かったのですが、そんな「バブル」は終わってしまいました。

## 内科の開業医に「メス」が入る？

多くの医療関係者が感じていることと思いますが、このままでは保険診療は先細りになるかもしれません。物価が上がっているうえに診療報酬の点数もほとんど上がらず、実質的にマイナスになっているので、保険診療だけを行っていては暮らしていけない可能性があります。

そこでメスが入ると思われるのが、開業医で圧倒的に多い内科なのです。

２０２２年４月の診療報酬改定で導入されたリフィル処方箋（症状が安定している患

者について医師が「リフィル可」と判断した場合に発行される、くり返し使用できる処方箋）の解禁も、影響を及ぼすでしょう。

リフィル処方箋はあまり活用されていませんが、その理由は患者さんが来院しなくなるからです。

リフィル処方箋を導入すると、たとえば「30日分を3回まで」処方ができるようになり、一度発行すると2回目、3回目の薬の提供は街の薬局が行うため、次に来院するのは3ヵ月後となります。

患者さんにとってはラクですが、医師サイドとしては来院してもらえない期間が延びるので、あまり使いたくないものです。

このように、病院やクリニックへの来院を減らすさまざまな施策が進められているため、診療報酬を確保するための工夫が求められるのです。

# 6 他科の先生も、泌尿器科を学んだほうがいい

## 内科の開業医は競争が激しい

令和２年12月31日現在の届け出によると、全国には33万９６２３人の医師がいて、内科医は全医師の約28・７％を占めています。開業医が７万７７２８人で、そのうち２万８６７１人、つまり36・９％の先生が内科を標榜しているのです。

一方、泌尿器科の医師数は７６８５人、つまり２・４％にすぎません。さらに、泌尿器科の開業医はわずか２０３２人です。

この数字からわかる通り、**泌尿器科は非常にニッチな分野であり、開業医として泌尿器科の診療を行う医師が少ないのが現状**です。

内科のクリニックは駅周辺に複数あるのに対し、泌尿器科のクリニックは一定のターミナル駅、地方では総合病院しかない場所も多く、ここに大きな需要があると言えます。

内科の先生が泌尿器科の診療能力を持つことで、患者さんに対して広範な医療サービスを提供できるようになるでしょう。

とくに高齢化社会を迎えるなか、泌尿器系の疾患を持つ患者さんは増加の一途をたどっています。たとえば、前立腺肥大症や過活動膀胱、尿管結石などには、泌尿器科医の専門知識が求められるのです。

## 内科の先生が泌尿器科を学ぶ5つのメリット

内科の先生が泌尿器科を学ぶメリットは、次の通り5つあります。

①専門知識の拡充

泌尿器科学は解剖学、生理学の知識を深く理解することが重要であり、これらは内科的診療にも大きく寄与します。

②診療範囲の拡大

泌尿器科的な疾患をカバーすることで診療範囲が広がり、より多くの患者さんに医療を提供できます。

**③開業時の競争力アップ**

泌尿器科を含めた複数科目を標榜することで、開業時における患者さんの選択肢を増やし、地域でのニーズに対応できるクリニックを目指すことが可能になります。

地域医療におけるクリニックの重要性を高め、患者さんからの信頼獲得にもつながります。

**④選ばれるクリニックになる**

昨今の物価高にともない、複数の診療科目にかかるのではなく、ひとつの診療科にまとめたい、つまり病院の受診代や交通費を抑えたい、という患者さんのニーズが高まっています。

内科の先生が泌尿器科の診療をできれば、長く来院してくれる可能性が高まるはずです。

### ⑤地域医療への貢献ができる

泌尿器科の対応ができる内科の先生は少ないため、泌尿器科を学ぶことでこの分野に突出した医師として、地域医療に大きく貢献することができます。

地域の高齢化が進むなか、泌尿器科疾患の患者さんへの対応力はますます重要になっていくでしょう。

## 皮膚科医が泌尿器科を学ぶ5つのメリット

皮膚科と泌尿器科も、多くの疾患が重複しています。たとえば、性感染症などは皮膚症状をともなうことも多く、これらの症状をひとつの診療科で完結できることは、大きなメリットなのです。

皮膚科医の先生が泌尿器科を学ぶメリットも、一部内科医の先生のメリットと重複しますが、次の5つがあります。

### ①専門知識を拡充できる

泌尿器科の知識を深めることで、皮膚症状をともなう泌尿器の問題にも対応でき、診断の正確性が高まります。

**②診療範囲を拡大できる**

泌尿器科的な疾患に対応できるようになることで 皮膚科の診療だけでなく、より広範な医療サービスを提供できるようになります。

**③紹介の必要性が減る**

皮膚科医が泌尿器科的疾患にも対応できるようになると、患者さんをほかの科に紹介する必要が減り、患者さんの利便性が向上するでしょう。

**④開業時の競争力がアップする**

泌尿器科の診療ができる皮膚科クリニックは珍しく、開業時に独自のサービスとして提供できるため、新たな患者層を獲得しやすくなります。

### ⑤地域医療への貢献

地域において泌尿器科医が少ない場合、皮膚科医がこの分野をカバーすることで地域医療に貢献することができます。

すでにお話ししましたが、開業には大きなリスクがともないます。とくに借入を行っての開業を考えている方は、早期に返済を行い、クリニック経営を軌道に乗せるためにも、泌尿器科を学んではいかがでしょうか。

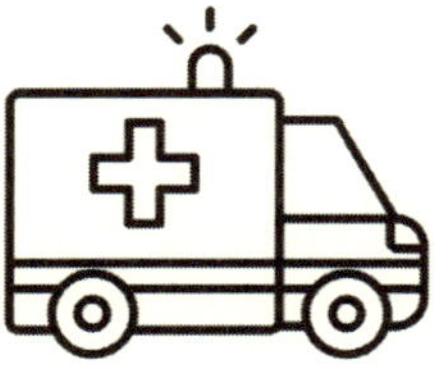

# 第4章

# 開業の実践例

# 1

# 「理念」は必要不可欠

## 理念を考えずに採用し、起こしてしまった失敗

本章では、わたしが院長を務める「医療法人社団 思いやり」の運営事例をお話しします。考え方は異なっているとしても、将来開業を考えている方の参考になるのではないでしょうか。

第2章では、くぼたクリニック松戸五香の開業までお話ししましたが、おかげさまで開院後は以前勤めていた千葉西総合病院の患者さんも含め、開業2ヵ月目で1日50～60人もの患者さんに来ていただきました。

ところが、**クリニックに「理念」は存在していたものの、スタッフへの理念の浸透がうまくいっていませんでした。**開業2年目に前職で一緒に勤務していた看護師を、理念を伝

えることなく簡単に採用してしまったことが原因です。

とても優秀なスタッフだったのですが、わたしがまだ若手の医師だった頃には泌尿器科のベテラン看護師だったこともあり、ほかの人のように「院長」と見てくれることはなく、わたしに対して敬語ではありませんでした。

わたしも、もともとの関係性があるのでその人に対して強く言えませんでした。そうすると、ほかのスタッフは「この人が一番偉いんだ」と思い込んでしまい、とくに看護師グループはそのスタッフをトップとして扱って、みんながそのスタッフの顔色を伺う形になってしまいました。


病院やクリニックにありがちなのは、看護師と医療事務との関係性が、「看護師が上で、医療事務は下」といった図式になることです。医療事務の人が何か言うと、看護師は「なんであんたたちに、そんなことを言われなければいけないの？」といった態度になってしまいます。

それが露骨に出るのが、集合写真です。

現在は採用する際、「ホームページやＳＮＳなどに写真が出ても大丈夫ですか？」と確認していますが、当時は看護師同士の関係性がよくなかったので、集合写真を撮るときにそのスタッフを含めた看護師たちは「写らなくていいよ」とその場を去ってしまいました。そして、医療事務の人たちとわたしだけで写真を撮ることもありました。

わたしの採用方法の誤りによって、あるスタッフの顔色を伺うようなクリニックになってしまい、クリニックが大切にしている「思いやり」はスタッフや患者さんではなく、そのスタッフだけに向けたものになってしまっていたのです。

## 浸透させてこそ、理念

失敗を教訓に、わたしは**開業3年目から、理念を徹底して伝える方向に転換しました。**

わたしもさまざまな勉強会に参加して理念の重要性を見聞きし、徐々に朝礼で理念の必要性を説いたり、スタッフへ理念研修などを行ったりしました。

でも、理念を伝えることなく入職した看護師からは、「なんでそんなことまでしなきゃいけないんですか?」「院長の言っている意味がわかりません」という反発を受けました。

変化、成長することの大切さを朝礼で話すと「また院長が、余計なことを始めたよ…」とロッカー裏や休憩室は院長であるわたしへの悪口、陰口であふれ、当時は本当にクリニックの雰囲気が悪かったと思います。

でも、すべてはきちんと理念を説明していなかったわたしの責任です。わたしはそこで、「言えばわかるはず」ではなく、きちんと時間をかけて伝えることの重要さを改めて知ったのです。

そして、わたしが直接スタッフの話を聴きながらしっかりと話をする面談を開始しました。

さらに、院長であるわたしが直接話すよりも第三者と話したほうがスタッフも本音を言いやすいということで、仲良くしている開業医の先生のご紹介で接遇のエキスパートである女性に教育顧問として入ってもらい、毎月スタッフとの個別面談を開始しました。

これらの面談の機会を設け、スタッフ一人ひとりとしっかり話をする時間をつくったのです。

体制を変更し、わたしの医療法人の理念である「安心と思いやり」の医療を実践していくなかで、理念を伝えずに採用した看護師は開業4年目に退職し、その看護師と仲良くしていた看護師たちもすべて退職しました。

一方で、ありがたいことに医療事務スタッフは「一緒にがんばろう!」と当院に残ってくれたのです。

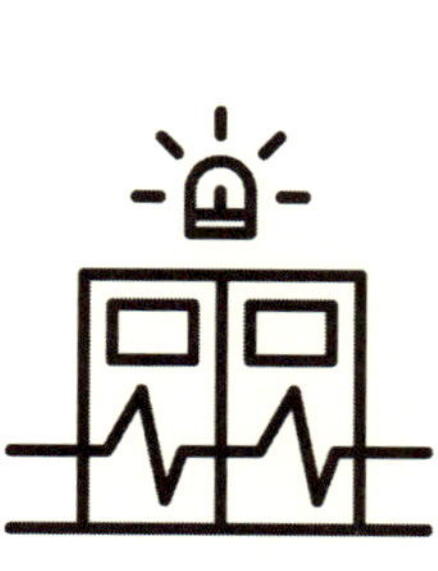

# 2 患者さんが安心できる医療の提供には「働きやすい職場」が不可欠

## 採用も、理念を大切にした

クリニック内の不和の大きな原因になっていた看護師が、結果としてやめた出来事は、かなり大きなインパクトでした。

紆余曲折はありましたが、それを機会に理念を持った採用に変更したのです。

それまでは、単に「来たら採用」といった感覚で選考を行っていましたが、**現在は入口として採用サイトをつくり、クリニックの理念をしっかりと打ち出して、理念に共感した人だけを採用する**ようにしています。

実際、採用サイトをしっかり見て理解し、どんなクリニックなのかわかっている人だけが応募してくるように変化しました。

スタッフ募集、給与がいくら、といった条件だけで応募してくる人はいないため、応募人数は減りましたが、当院の理念に共感した方だけが、応募してくれています。

面接を行う前に、ある程度「ふるい」にかけられた状態をつくりたくて、採用サイトの制作には大いに頭を絞りました。

応募者数を増やすなかで優秀な人材を発見する方法もありますが、わたしは応募の段階で、クリニックの理念をわかってもらうことを重要視しています。

このような募集方法をとることで、求職者や採用担当者の時間をムダにせず、採用後のミスマッチを防ぐことになるのではないでしょうか。

そして、クリニックはいい方向へ進み始めたのですが、やめた看護師たち一人ひとりと親身になって話をするなかで気づいたことがあります。

それは、「自分が変わらなければいけない」ということです。

採用したのは自分、そしてそんな状況を生んだのも、すべて経営者である自分。**スタッフが働きやすい職場、活き活きと仕事ができる職場でなければ、患者さんが安心できる医療は提供できません。**

そこで、スタッフ一人ひとりが考えながら実践しつつ、褒め合い、みんなが本当にしあわせになるクリニックを目指し、行動に移したのです。

## スタッフをしあわせにしてこそ、いいクリニック

「スタッフがしあわせになるには、どうすればいいのか？」

この命題に対してまず実行したことは、残ったスタッフから「意見をより聞くこと」でした。

それまでにも行っていた面談を「ワクワク面談」という名前に変え、こちらから話すよりも「聴くこと」に変えていったのです。

スタッフが本音を話しやすい雰囲気づくりも、重視しました。外部の接遇エキスパートの女性の先生と、個別面談を行う時間も増やしました。

これを続けたところ、スタッフの本音が伝わってきたのです。共通していたのは、「誰もがクリニックをよくしようと思っている」ことでした。

もちろん働いているクリニックが悪くなってほしい、働きにくい職場になってほしいと思っている人はひとりもいません。

そこで、「スタッフのしあわせとは何か?」を考えていったのです。

個人の目標と職場の目標は一致しないことが多いものですが、これが一致していなければ、スタッフのしあわせにはつながらないことがわかり、クリニックにおける個人の目標と職場の目標が一致する部分を探っていきました。

大事なのは、「目標」だけではなく「目的」も決めることです。

目の前にある「目標」とは異なり、「目的」は終わりのないものです。これが、いわゆる「理念」なのではないでしょうか。

# スタッフが しあわせになるには？

◯面談の名前を
「ワクワク面談」に変更

◯面談時は「聴くこと」を重視

◯本音を話しやすい
雰囲気づくり

↓

**スタッフのしあわせとは・・・**

**個人の目標と職場の目標が
一致していること**

# 3 くぼたクリニックの医療理念とその背景にある想い

## 理念①：地域に根ざしたおもいやりのある医療を提供します

当クリニックの医療理念は、次の3つです。

①地域に根ざしたおもいやりのある医療を提供します
②患者様ひとりひとりに親身になって耳を傾けます
③いつでも安心できるよりよい医療を目指します

この3つの理念を掲げた背景にある想いを、お話しします。

法人化する際に「医療法人社団思いやり」という名前をつけたのは、わたし自身が「思いやり」という言葉を重要視してきたからです。

「思いやり」とは、日本人が大切にしてきた概念であり、他人の気持ちを理解し、その人の立場や状況に配慮する心を持って、望んでいることを注意深く考えて接することです。当院が目指しているものを一言で言えば、この言葉に帰結します。

ですから、「どんな人に来てほしいですか？」と聞かれれば、わたしは真っ先に「思いやりがある人」と答えます。「思いやり」のなかには、悪口を言ったり陰口を叩いたりする行動など一欠片も入りません。そんな行動をする人には、思いやりがあるとは言えないのではないでしょうか。

実際、当院で働くスタッフに、なぜうちのクリニックに興味を持ったのか尋ねると、この「思いやり」という言葉に惹かれた、と答える人が多いのです。

もちろん、「思いやり」を向ける相手は、患者さんだけではありません。**患者さんに対して思いやりを持って接することは、医療でもっとも大切なことですが、スタッフ間でも、相手の立場になって考えることは非常に大切**です。

「思いやり」を理念の最初に持ってきているのは、「法人名として掲げているからには、思いやりを学び、極めていきます」というコミットでもあるからです。

## 理念②：患者様ひとりひとりに親身になって耳を傾けます

理念の2つ目は、わたしが常に初心にかえるためのものです。

開業前にさかのぼりますが、勤務医時代、わたしは手術件数ばかりを追い求め、ただ病気を治しているだけの人になってしまいました。

でも、わたしが医師を志したのは、幼い頃に受診した耳鼻科の先生のようになりたかったからです。その先生は一人ひとりに対して、ニコニコしながら親身になって診察をしていました。

**わたしの理想のドクター像は、まさに「ひとりひとりに親身になって耳を傾ける先生」であり、その初心を忘れないために、この理念を掲げています。**

わたしに限らず医療関係者は、初心を忘れがちです。とくに勤務医は、どうしても手術件数や売上を求められてしまうからです。わたしも民間病院に部長職として勤めていた頃は、「売上前年比○%アップ」といった数字を求められていました。

手術件数を増やすには、患者さんを手術する以外に方法がありません。もし「手術をしたほうがいいですよ」と言っても、患者さんのためだけではなく病院の売上を伸ばすためにすすめていることも、多くなってしまうのです。

患者さんが本当は手術を望んでいなかった場合、患者さんのためを思えば手術をすすめるのはとても心苦しい、と言う先生は少なくありません。

前立腺がんの患者さんから、「病院で手術をすすめられたのですが、じつはあまり手術を受けたくないんですよ。でも、病院の先生から今日も『手術しましょう』という電話がかかってきて…」といった相談を受けることがあります。

そんな相談に対しては、わたしはフラットな立場でお話しします。前立腺がんの治療法には、手術や放射線治療、ホルモン療法など、手術以外にも改善できる治療法がいくつもあります。高齢である場合、手術が最適ではない場合もあるのです。

患者さん自身が手術を望まないのであれば、「言いたいことはきちんと伝えましょう」とお話しします。

医療の世界は、患者さんにとってはブラックボックスです。わたしは患者さんに、「『先生にお任せします』と言ってはダメですよ」とよくお伝えしています。なぜなら、患者さんの命を預ける言葉だからです。

医師として大切な心持ちは、自分本位、自分都合にならないことではないでしょうか。本当に患者さんのためになっているのかが大事であり、医師は患者さんにとってよりよい医療を提供しなければいけません。

もちろん、ほとんどの先生方は治療の選択肢を提示しているはずですし、手術が最適だと考えて提案しているはずです。結果的に患者さんがしあわせになればいいのかもしれませんが、患者さんが本当に望む治療を行うことが、医療の原点なのではないでしょうか。

この初心を忘れないための理念が、2番目に掲げているものです。

## 理念③：いつでも安心できるよりよい医療を目指します

3番目の理念を掲げているのは、わたしが「困り事があって病院に来る患者さんをいつでも診られるのが、いい医療」であると考えているからです。

**当院では、予約の患者さんだけではなく予約外の患者さんも診ていて、少々お待ちいただくことにはなりますが、診療時間内であれば基本的には断りません。**

世間一般で見ると、とくに小児科は患者数が多いと予約がなければ診てもらえないこともありますが、わたしたちは予約なしでも受け入れているので、何かがあったときに助かる人は多いのではないかと考えています。

コロナの時期も大変ではありましたが、わたしたちは進んでコロナ患者さんを診るようにしていました。

コロナの患者さんを診ようと思えば、もっとも動揺するのはやはりスタッフです。緊急事態宣言が発令されているとき、以前のクリニックは非常に狭いスペースでしたので、コロナの患者さんを診ることになったら、「自分がコロナに感染するのではないか」と思っても無理はありません。

実際、コロナが猛威を振るった最初の頃は、地域の医療機関の８～９割はコロナ患者を診ていませんでした。でも、「うちは発熱外来ではないので、コロナの患者さんは診ません」と言ってしまえば、いつでも安心できるよりよい医療を目指しているとは言えません。

「いつでも安心できるよりよい医療」と言えば聞こえがいいのですが、実践しなければ意味がありません。「なんか、調子が悪いな」と思ったときにすぐ診てくれる医療機関こそが、「いつでも安心できる」と謳えるのではないでしょうか。

もっとも、コロナの時期に「わたしは風邪を引きやすいので、ここでは働けません」と言ってやめていったスタッフも数人います。医療従事者である看護師の多くは、コロナの患者さんを診ることに大きな抵抗を示さなかったのですが、当時の医療事務の人たちにとってコロナは恐ろしく、発熱外来を行うことには内心では抵抗があったはずです。

でも、患者さんは身体がつらくて困っているから、来院するわけです。**患者さんが困っているときに診てくれる医療こそが、「いつでも安心できるよりよい医療」**なのだとわたしは考えます。

たしかに、「うちは、発熱外来を行いません」と言ってしまうのは簡単です。そんななか残ってくれたスタッフは、当院の理念を理解し、わたしを信用して働いてくれたのかな、と思っています。

ある意味、コロナで「試された」のかもしれません。コロナが始まったときに患者さんを受け入れていたことに対して、医師会の先生方からお褒めの言葉をいただくことがあります。コロナが流行してしばらく経ってから、発熱外来を行うクリニックが増えましたが、最初のうちはほとんどありませんでした。

もし当院も発熱外来に踏み切っていなければ、化けの皮が剥がれたな、と患者さんたちに感じさせてしまったのかもしれません。

「信用していたのに、裏切られた…」と思わせてしまうのは絶対に避けよう、という想いでコロナを乗り切りました。それも、３番目の理念があったからです。

# くぼたクリニックの医療理念

❶地域に根ざしたおもいやりのある医療を提供します

❷患者様ひとりひとりに親身になって耳を傾けます

❸いつでも安心できるよりよい医療を目指します

# 4 採用のポイント

## 「必要とする人材像」を明確にする

採用においては、「来てくれれば誰でもいい」という考え方は好ましくありません。定着や組織のチームワークを考えれば、必要とする人材像を明確にする必要があります。

当院に合う人材は次の３つとわたしは考え、ホームページにも公開しています。

①一緒に成長できる方
②ワクワクする心を持っている方
③常に勉強熱心な方

この３つは言葉そのままなので、詳しく解説する必要はないでしょう。

## 面接でかならず聞く質問を決める

採用において大切なのは、やはり面接ですね。

わたしが面接でかならず聞くべきだと思っている項目が、３つあります。

ひとつ目は、「運がいいかどうか」。経営の神様と呼ばれる松下幸之助さんも、「運が悪い人は採用するな」と言っていた話は有名です。

２つ目は、「おとうさん、おかあさんと仲がいいか」です。なぜなら、おとうさん、おかあさんと仲がいいということは、思いやりがあることとイコールだからです。

「うちの両親とは、ケンカばかりしています」と言う人は、採用しないようにしています。

その一方で、「とても仲良しです。この前も、ご飯を食べに行きました」と言う人は、この基準をクリアしています。

３つ目は、前職をやめた理由です。

このポイントは、「自責か他責か」というところです。たとえば、「もっとがんばりたかったのですが、わたしが体調を崩してしまいました」といった理由ならいいのですが、「上司がこんなことをわたしにしてきたから」と他責にしたら、即不採用にします。

## 採用サイトをあえて長くして、自分に落とし込んだ人を採用する

当院の採用の大前提は、当院の採用ホームページをきちんと見ていることです。

そもそもホームページを見ていなければ、そこで不採用になるため、わたしと最終面接を行うことはありませんが、最終面接ではホームページを見てどう思ったか、感想を聞くようにしています。

同じ「見た」という発言でも、一瞬だけ見たのか、しっかりと見たのかは、回答でわかるからです。

**大切なのは、きちんと読んだうえで、自分なりの意見に落とし込んでいるかどうか**です。「すごいと思いました」と返ってきても、具体的ではありません。「どんなところがすごいと思いましたか？」とさらに深掘りすれば、どの程度読んでくれたのかがわかるはずです。

さらに付け加えれば、結局は前向きな人を採用するべきだと考えています。

いくら応募が少なくても、ネガティブなことを言う人が入って既存のスタッフにマイナスの影響を与えるくらいなら、入れるべきではありません。

そもそも、面接でかならず質問する「運がいいかどうか」は、物事をポジティブにとらえているかどうかを確認しているとも言えます。

実際、運がいいかどうかの基準など存在せず、自分がどう考えているのかがポイントです。人によっては、ご両親が離婚していても「自分は運がいい」と思っているのかもしれません。

一見不幸にとらえられがちな物事に対して、運がいいと思えることが大事であると、わたしは考えます。

## 「お断りする条件」を提示することも重要

医師やスタッフを募集する際、多くの場合待遇面を少しでもよくして、応募を増やそうとします。応募者数が増えれば、優秀な人材も入ってくる可能性を感じるからです。

でも、**気をつけなければいけないのは、応募者数が増えることによる面接などの手間と、採用したあとのミスマッチです。**最初から「求める人材」「お断りする条件」などを明示しておけば、そのあたりの問題も解消するのではないでしょうか。

当院では、次の通り、「このような方のご応募はご遠慮していただいています」と、お断りする条件を公開しています。

- 「仕事は生活のため」と割り切っている方
- 当院の理念に賛同できない方
- 変化、成長を好まない方

こうすることで応募自体は減っていますが、当院の考えに共感した人が応募してくれるので、採用後のミスマッチといった採用の課題が起こりにくくなっています。

# 5 自立成長型の組織にするべし

## スピーチを通じて理念である「思いやり」を自分事にさせている

理念に基づく採用に変えて以来、わたしはクリニックがスタッフにとって働きやすい職場になるよう、スタッフが自立して成長する組織に変革していきました。

つまり、他人事ではなく自分事として自らの意思で動き、成長できる取り組みやしくみをつくったのです。

たとえば、すでにご紹介した当院の医療理念は、毎日の朝礼で全員が唱和しますが、理念を口に出すだけではなかなか浸透しません。

そこで、その日の朝礼当番に、「今日の一言」というスピーチを行ってもらっています。話す内容は、以前は何でもありにしていましたが、途中から理念に基づいた行動でどんな結果が生まれたか、といったエピソードを話してもらうように変えました。

いくらわたしが「理念に基づいた行動をしよう」と言っても、スタッフにはなかなか届かないものです。

ですから、**スタッフ一人ひとりが「思いやりって、どういうことだろう？」と考え、自分なりに思った行動を話してもらえば、自分事になり、行動レベルで浸透**します。

実際、スピーチのテーマを変えたことで、理念が他人事ではなく自分事として浸透しているのを感じています。

## あえてポジティブワードを使う

ほかには、目標設定の仕方も変更しました。３ヵ月に一度の面談の際に、「自己成長シート」として提出してもらうようにしたのです。自己成長シートを導入したことによって、どれほど成長したのかがわかるようになり、振り返りがしやすくなりました。

現在ではこの面談を「ワクワク面談」と銘打ち、当院の名物にしています。

同じ面談でも、「ワクワク面談」といったポジティブワードを使えばとらえ方が変わります。「フレーミング効果」という心理現象をご存じですか？

フレーミング効果を簡単に言うと、同じ事柄であっても言い方や見せ方を変えることで、相手に与える印象を変えることができることです。

当院では基本的に、ネガティブワードを使わないようにしているので、「ワクワク面談」というネーミングにしています。

こう言ってしまうと身も蓋もありませんが、医療脱毛など健康な人が受けるものは別として、クリニックには身体の悪い人が来るものです。楽しさを求めてクリニックを訪れる人はほとんどいないので、マイナスなことであふれています。

ですから、**スタッフはモチベーションを上げて、ポジティブな言葉を使うべき**なのです。

たとえば、「ありがとう」という言葉は何度使ってもいいですよね。当院はインカムでスタッフがコミュニケーションをとっていますが、おそらく「ありがとう」をひとり１日１００回ほど言っているはずです。

「ありがとうございます」と言われて怒る人は、まずいないでしょう。

## 患者さんのご意見が改善の原動力に

当院では、新規の患者さんにＮＰＳ（ネット・プロモータ・スコア：アメリカの大手コンサルティング会社ベイン・アンド・カンパニー社が考案した、グローバルスタンダードとなっている顧客ロイヤルティの指標）というアンケートを実施しています。

これを行うことで、患者さんから直接評価していただくだけでなく、改善点も浮き彫りになります。従来の改善は、ほとんどが院長であるわたし主導で、「こうしたほうがいい」「こうすればうまくいくよ」と１から10まで指示してきたものです。でも、この方法ではスタッフが指示されたことしか行わず、モチベーションも上がりません。

院長であるわたしからの言葉よりも、患者さんからの「待ち時間がわからない」「院内の掲示物がわかりにくい」といったお声のほうが説得力を持つため、スタッフが改善方法を自発的に議論するようになりました。改善によって患者さんから感謝の気持ちなどのお言葉をいただいたとき、朝礼でシェアすることで、スタッフのモチベーションや改善の原動力につながっています。現在は、わたし主導で指示をすることはほぼなくなり、スタッフ主導で考える組織に変化しています。

## 自立成長型の組織づくり

◯医療理念を毎日朝礼で全員が唱和する

◯朝礼当番に理念に基づいた行動でどんな結果が生まれたかスピーチをしてもらう

◯３ヵ月に一度の面談で「自己成長シート」を提出してもらう

◯ネガティブワードを使わず、ポジティブな言葉を使う

◯新規の患者さんにアンケートを実施する

↓

**自分事として、自らの意思で動き、成長できるスタッフ主導の組織へ**

# 6 スタッフが成長するための取り組み

## 「失敗することが成長すること」を体現させている

変革したことのひとつに、隠す習慣をやめて、すべてをシェアする習慣をつけさせた試みがあります。以前は誰かがミスをしたとき、ミスした人を責める文化がありました。

当院ではミスがあったとき、インシデントレポートを書いてもらっていましたが、月に2～3枚程度と、なかなか書かれることがありませんでした。

ただ、**軽度のミスであっても隠す習慣が身についていると、大きな失敗につながります。**

この意識を浸透させるために、インシデントレポートに加えて、「ヒアリングシート」というレポートを提出してもらうようにしたのです。

ヒアリングシートには、「患者さんからの電話対応での一言」といった、本当に些細なことも、すべて書いてもらっています。その些細なことを共有することで、大きなミスを防ぐことができ、それが改善すればスタッフみんなのモチベーションも上がります。

すべてのスタッフがそのシートで患者さんの声を共有することで、改善をはかる体制が整い、現在は月40～50枚のシートが常に書かれるようになりました。

## 横断的な役割のために委員会を発足

どのクリニックでも同じかもしれませんが、同じ職種のスタッフ同士でしか話や意見交換をしないのではないでしょうか。

当院も同じで、以前は医療事務と看護師が全体ミーティング以外で意見交換を行うことが、ほとんどありませんでした。

そこで当院では、**職種ごとではなく役割ごとに委員会を発足**しました。

事務や看護師も職種に関係なく、同じ委員会に所属しています。

現在当院には、次の４つの委員会があります。

## ①接遇委員会

患者さんからのアンケートを月毎に集計し、全スタッフにシェアします。また、クリニックで必要な身だしなみの取り決めも行っています。

## ②医療安全・感染委員会

医療安全委員会は、すでにお話しした、インシデントレポートやヒアリングシートの取りまとめを行っています。

感染委員会は、感染対策のためにスタッフのアルコール消費量のチェックを行ったり、院内放送で午前・午後の決まった時間に消毒作業を促したりしています。なお、この感染対策の放送も、患者さんの声からスタッフ主導で発案したものです。

## ③広報委員会

患者さんのアンケートで、「もっと病気のことや治療の注意点を知りたい」「ホームページだけでは情報がわかりにくい」といったお声がありました。そこで立ち上げたのが、院内の情報をわかりやすく患者さんにお伝えする広報委員会です。

活動内容は、院内の掲示物や装飾、毎月発行の院内新聞「くぼクリハッピー便り」、スタッフブログ「くぼクリ通信」による発信のほか、スタッフ用のＩｎｓｔａｇｒａｍ発信やＬＩＮＥ配信などです。

**④業務改善委員会**

業務改善委員会は院内のＩＴ環境を整備して、仕事の効率化を推進する委員会です。当院の開院時は紙媒体がほとんどでしたが、現在はチャットワークやＤｒｏｐｂｏｘ（世界中で使われている、セキュリティの高いビジネス用ファイル共有サービス）でクラウド化し、情報共有を行っています。

また、マニュアルも紙から動画に変えて、見やすいようにしました。

現在同委員会は、事務長を中心に院内の業務改善全般を担当しています。

委員会を発足したことで事務、看護師といった部門別だけでない横のつながりができて、院内の風通しが非常によくなりました。また、部門内では当たり前だったことがじつは当たり前ではないことに各部門が気づき、他部門の事情がわかるようになりました。

## 「委員会」によって、異なる部署の交流が活性化している

ご紹介した４つの委員会は、もともとわたしが考えたものではありません。現実的に、医療事務と看護師は折り合いが悪いことがよく見られます。多いのは、「看護師のほうが偉いのだから、医療事務の人たちはわたしたち看護師の意見に従うものだ」というパターンです。

でも、当院は「医師が一番偉く、次が看護師、そして医療事務が一番下」とは考えません。クリニックはチームであり、すべての部門が揃わなければ成り立たないものです。ただ役割が違うだけ、ということはいつも強く言っています。

チームになるには、やはり交流しなければいけません。**交流しなければ、ほかの部署がどう大変なのかわからないもの**です。

そこで、異なる部署の人たちを同じ役割ごとに集めたのが、各委員会です。

たとえば診療報酬改定があるときは、医療事務や看護師、臨床検査技師といった業務

改善委員の人たちが、ホームページの修正点などについて遅い時間まで話し合っています。

ＳＮＳや院内の季節ごとの装飾などを扱っている広報委員会も、以前は「そんなことは広報の仕事だ」と言っていた看護師がいましたが、現在は看護師も委員会に参加して、協力しながら広報業務を推進しています。

さすがに医療安全・感染委員会は看護師がメインですが、コロナのときに医療事務スタッフが消毒液の置き場や検温実施の提案などを行っていました。

委員会活動では、普段は仕事で絡むことの少ない部署の人たちと、職種に関係なく関わることになります。

このように、それぞれの部署の観点で自発性を発揮することは、とても大切なことなのではないでしょうか。

# 7 クリニックの経営で大切にしていること

## 口を出さないこと、褒めること

スタッフの活動に対してわたしが心がけているのは、あまり口出ししないことです。そして、たくさん褒めることも大事にしています。

「くぼクリハッピー便り」などの院内広報誌のチェックをお願いされることもありますが、基本的には「すごいね」「これいいね」しか言いません。

やはり、あまり口出しされると自発性が損なわれますし、褒められるとうれしいですよね。

**主旨を逸脱しすぎていたらさすがに注意しますが、基本的にはスタッフに任せることが大事だと思っています。**

## 結束力を高めるために、休診にして研修時間を捻出することも

委員会などの活動があると、「業務時間外に行わなければならないことが多く、大変そうだ」と思われるかもしれませんが、決してそのようなことはありません。委員会活動などは、スタッフそれぞれの余剰時間を使っています。

そして3ヵ月に一度、土曜日の午後を休診にして研修の時間を設け、委員会活動の成果と次の3ヵ月の目標の発表会を行っています。

この研修は、スタッフ主体でワクワクしながら進める研修なので、ポジティブに「ワクワク研修」と命名しました。

休診日は、あるスタッフの「日々の業務が忙しいために、みんなで話す時間をとれない」という意見で実現したことです。

クリニックを休診にすると、患者さんを診ることができず売上も下がるので、できれば休診にしたくない気持ちもあるのですが、3ヵ月に一度話し合う時間をつくり、さまざまなワークや発表を行うことは、長い目で見ると大切なことです。

さらに、終わったあとは懇親会を行うことが多く、結束力が高まるきっかけになっている部分もあります。

医療業界に限らず、**人がやめる理由のほとんどが人間関係と言われているなか、仕事以外の話をする時間を持つことが大事**なのではないでしょうか。

はじめて顔を合わせる人たちも少なくないので、かならず行うのは「自己紹介タイム」です。出身地や住まい、好きな食べ物などを言えば、共通点が見つかって仲良くなることもあります。そんな時間を持ってスタッフの絆を深め、職場が楽しいと思ってもらうのも、非常に大切なことです。業務外の懇親会を開くのが難しければ、朝礼などで話してもらう機会をつくることで、同じような効果が期待できるでしょう。

人がやめると、人員を埋める必要がありますが、昨今は人の採用がとても難しくなっているため、人がやめない施策の重要性が非常に高まっています。

ですから、お互いの「人となり」を知れる時間をつくることで、院内の心理的安全性を高めることが求められるのです。

## 「目標の達成が、人のしあわせ」と考える

突然ですが、時代を問わず子どもたちに人気のアニメ『アンパンマン』のオープニング曲の歌詞をご存じですか?

詳細は割愛しますが、要約すると「何のために生まれて、何をして生きるのかを一生わからずに終わりたくない」といった内容です。

作者のやなせたかしさんは、子どもたちに「しっかりと目標を持って生きてほしい」という願いを込めて、この歌詞を書いたと言われています。

アンパンマンの歌がこの歌詞から始まるのは、深いと思いませんか?

**人のしあわせは、個人や仲間全体の目標をみんなで達成していくことにある**とわたしは思っています。

ただ、最初からスタッフに「何のために生まれ、何をして生きるのかをみんなで話し合いましょう」と言っても、ポカンとされてしまいます。

ですから、最初は自己紹介や好きな食べ物などの軽い話から始めて、お互いがどんな

人物なのかを知ったところで、目標達成をするにはどうすればいいのかを話し合ってもらう必要があるのです。

## 令和だからこそ、あえて「昭和」の価値観で

いわゆる「Z世代」については、「ドライな人が多く、仕事だけに時間をとられたくないと思っている人たちが多い」とよく言われます。

もちろん、同じZ世代であってもさまざまな人たちがいるはずで、ドライな働き方を望む人は、ドライに働ける職場を選べばいいでしょう。

ある勤務医の先生が言っていたのですが、当院には「月に一度飲み会がある職場でもいい」と考える、昭和に近い価値観を持っている人が多いようです。

わたしの直感ですが、月一回の飲み会をよしとして参加してくれる人は、少なくとも性格の悪い人ではありません。人付き合いができて、コミュニケーションもとれる人たちだからです。

看護師でも医療事務でも、仕事のベースはコミュニケーションや人間関係です。

ところが、昨今の世の中では職場で飲み会を行わなくなり、ひとりでスマホを眺めている若い人たちが増えて、もっとも大切な人間関係が蔑ろにされつつあるように感じられます。

だからこそ、令和の時代に、あえて「昭和」の価値観を積極的に取り入れたいと思っています。なぜなら、世の中がますますドライになって、昔ながらの日本のよさが失われると、おもしろ味がなくなってしまうと思うからです。

もっとも、このような打ち出し方ができるのは、小規模な組織だからかもしれません。大きな組織であれば、一人ひとりの想いを経営者が吸い上げるのは難しいのですが、**コンパクトで温かみのあるクリニックだからこそ院長とスタッフの距離が近く、1on1などを通じてお互いに意見を交わすことができるのです。**

実務に関して、プリセプター制度（ひとりの先輩看護師＝プリセプター＝がある一定の期間、ひとりの新人看護師＝プリセプティ＝に対してマンツーマンで臨床実践を指導する方法）を設けてきちんとフォローを行うのは、現代の若い人たちにとって非常に重要なことです。

## やめる人をゼロにはできないが、手を尽くすことが大事

採用における選考方法やクリニックの運営などを変えたことで、早期退職が減少したことは間違いありません。ただ、ゼロにすることは、かなり大変なことです。

当院では人間関係のいざこざでやめる人はほとんどいませんが、能力や経験が追いつかず、3ヵ月のトライアル期間を越えられないパターンが多くなっています。

仕事をしてもらえば人柄はわかるのですが、たとえば医療事務の人はパソコンのタイピングなど、実務をこなしてもらわなければわからないこともあります。

なお、クリニックを複数持っていることで、早期退職に対するリスクヘッジの効果があります。たとえば、現在くぼたクリニック松戸五香の本院では、1日平均200人ほどの方が受診されるのですが、入職後仕事量の多さで勤務継続が難しい方もいます。

そんな場合は、もう少しゆっくり勤務が可能な分院で仕事を覚えてもらってから、本院に戻すこともできるのです。

## 8 クリニックを拡大するには

### クリニックの移転、小児科医の立ち上げ

さまざまな改善を行った結果、くぼたクリニックへの来院患者数は1日平均100人以上となりました。29坪しかないクリニックでは手狭になり、「待合室が狭い」「診察まで時間がかかる」といったたくさんのご意見をいただいたため、2023年4月に3倍強のスペースがあるところへ移転しています。

移転をきっかけに、6つの診察室、自費診療の特別待合室、コンセントもあるコワーキングスペースを設けました。また、松戸市で初導入の最新の医療脱毛・しみ取りの機械、尿失禁を改善させる最新機器エムセラ、毛穴の洗浄機械ハイドラジェントルを導入するなど、従来の泌尿器科、内科、皮膚科の治療に加えて、美容皮膚科、予防医療も行える

充実した医療を提供しています。

そして、もともと泌尿器科クリニックがあった場所には、同じく２０２３年８月に「くぼた小児科クリニック松戸五香」がセルフ居抜きの形で分院として新規オープンしました。

**分院は、成長して自立したスタッフが主導して立ち上げを行ってくれました。**

もしわたしひとりだけであれば、実現できなかったかもしれません。

分院となると、わたしの目が届かないところで運営するのでどうしても不安をともないますが、そんな不安がなくなったのは、みんなが主体的に動いてくれたからであり、とてもありがたい話だな、と思います。

さらに、２０２４年５月にはターミナル駅である新鎌ヶ谷駅から徒歩５分のクリニックモールに、「新鎌ヶ谷くぼた皮膚科泌尿器科」をオープンしました。

こちらのクリニックも順調に患者さんが増えており、自立したスタッフが活き活きと成長しています。

## 分院をつくったきっかけ

開業した医師の先生のなかには、わたしと同じように分院を開きたいと考えている人もいるでしょう。でも、分院を増やせる先生と分院の開設までは至らない先生と、２つに分かれます。分院の開設は、決して簡単なものではないということです。

そもそもわたしが分院をつくろうと思ったきっかけは、現在通っている「医療経営大学」というところで学んだことと、そこに集まる仲間たちと出会ったことです。

その医療経営大学を主催していたのは、わたしの同級生であり、医療法人モルゲンロートの理事長をされている小暮裕之先生です。

ここでは経営やマーケティング、ブランディングなどを学んでいますが、学んでいる先生たちはみんな成長したい、がんばっていきたいと高い意欲を持っていて、半分以上の先生が分院を開いているのです。

わたしは首都圏住まいなので通うのにさほど苦労はありませんが、なかには毎月北海道から通う先生もいます。

おそらく、医師会などの通常の集まりであれば、分院を開く云々といった話にはなりませんが、向上心を持って実践している人たちと一緒にいると、分院を持つことの意味やメリット、デメリットを知ることができます。これが、わたしが分院をつくったひとつのきっかけでした。

## 分院の運営には、マネジメントを任せられる人材が不可欠

**分院を開く際にもっとも気をつけるべきことは、マネジメントを任せられる人間をつくること**に尽きます。

分院をつくった場合、ひとりでマネジメントを行うことができなくなるため、分院をつくっても、分院を回す院長先生のマネジメントは避けることができません。ですから、その先生との信頼関係を築いておかなければ、「もう無理です、やめます」と言われてしまうリスクを負ってしまいます。

やはり、分院を受け持つ先生との関係性は極めて重要なのです。

ただ、医師はもともと専門職なので、決してマネジメントが得意ではありません。ひ

とつのクリニックのなかで、院長先生に加えてもうひとり新たに医師を雇う分には、やめることになっても院長自身が入ればどうにかなるため、リスクは低いと言えます。

一方で、分院は雇った先生自身が管理者になるため、その先生が何かしらの失敗を犯したり重大なクレームを受けたりすれば、雇った院長自身が管理者責任を負うことになる点がリスクでしょう。

ですから、もっとも大切なのは分院を受け持つ先生のマネジメント能力なのですが、同じくらい重要なのは、「右腕」として一定のマネジメントを任せられる人材がいることではないでしょうか。

## 分院を任せられる人材の育成ポイント

現在分院のマネジメントを任せている事務長は、当院の顧問税理士さんを通じてご紹介いただき、3院のクリニックが始動する2024年の4月に入職しました。

別の医療法人での経験から分院立ち上げなどにも精通していて、看護師と臨床検査技師の資格を持っています。当院の医療理念に共感し、ワクワクしながら3院のマネジメントに奮闘しているところです。

また、当院の開院当初から入職している医療事務の人は、マネージャーとして、法人の総務として、しっかりサポートをしてくれています。

分院の成否は、そのような人間がいるかどうかがひとつのポイントでしょう。

**医療機関で「右腕」と言うと医師や看護師を想像しがちですが、医療従事者に限定する必要はありません。**院長の考えをきちんと理解し、代弁してくれる人であれば、医療従事者でなくてもいいのではないでしょうか。

もちろん、分院長の先生との人間関係をうまくつくるのも、大切なことです。そこで、月に一度は医局会議を開き、院長と分院長、常勤医師、事務長がかならず顔を合わせ、法人の目標やビジョンについて話し合いを行っています。また、医療事務や看護師も同じように月１回、昼休みにミーティングを行っています。

わたしが非常に重要であると確信しているのは、法人内の交流を活発にすることです。意見を出し合うことで、絆の深い医療法人をつくることができるからです。

## 9 開業医研修プログラム

### 内科、泌尿器科、皮膚科に対応できる診療能力を身につけられる

すでにお話しした通り、内科医のクリニックは競合が極めて多いため、開業には戦略的なアプローチが求められます。差別化をはかるには、内科医としての知識を高めることはもちろん、泌尿器科や皮膚科といった他科の診療能力を身につけることが必要ではないでしょうか。

多様な診療科目を提供することで、患者さんの幅広いニーズに応え、持続可能な医療サービスを実現できるようになるはずです。

そこで当院は、内科だけでなく泌尿器科や皮膚科の診療技術も学べるように設計した「開業医研修プログラム」という包括的な研修プログラムを提供しています。

このプログラムでは、実際のクリニック運営を模擬体験しながら、それぞれの科の基本的な診療から応用まで学ぶことができます。**この研修を受ければ、多様な患者層に対応できる幅広い診療能力を身につけることができ、より多くの患者さんから信頼されるクリニックを開業するための準備が整う**でしょう。

隔週月２回の勤務であるため、参加しやすいスケジュールになっています。

## 具体的な研修プログラム

①臨床スキルの強化
実際の患者ケアを通じて、最新の医療知識と臨床技術を学びます。

②集患とマーケティング戦略
効果的な集患方法について学び、デジタルマーケティングや地域社会でのブランディング、患者関係構築のテクニックを習得します。

### ③他科医師の泌尿器科研修プログラム

内科医や皮膚科医が、泌尿器科の診療能力を身につけることができます。

当院のメインの診療科目は泌尿器科ですが、内科や皮膚科の患者さんも多く訪れるため、とくに内科や皮膚科の専門医の先生には泌尿器科を学ぶことがおすすめです。もちろん、泌尿器科の専門医が内科や皮膚科のスキルを学ぶことも可能です。

## 5つの開業支援

開業前研修では、開業医としての基礎から実践的な知識まで、幅広いアドバイスを提供していて、次のような開業に必要となる戦略的な指導や具体的な提案を行っています。

### 1　資金調達のアドバイス

開業に必要な資金をどのように調達し、何に注意を払うべきかといった実践的なアドバイスを行っています。

**2　集患戦略のアドバイス**

効果的な集患方法のアドバイスを行い、地域社会での認知度を高めるための戦略を提案しています。

**3　人材採用のアドバイス**

適切なスタッフの選定や採用プロセスのアドバイスを行い、効果的なチーム構築のためのヒントを提供しています。

**4　法律・規制の遵守**

医療分野の法規制に関する基本的なガイドラインや、開業時に遵守すべき主要な法律についての情報を提供しています。

**5　副院長としての経験提供**

開業前に当院の副院長を務めることで、実際のクリニック経営を体験できます。当院に残って勤務を継続していただき、副院長として法人のマネジメントを学ぶことも可能です。

**わたしの人生の使命は、「明るく楽しく、そして健康で長生きできる社会をつくること」**です。この目的を達成するため、多くの先生の開業医としての成功を全力でサポートしたいと思っています。

開業医の道には多くの困難がともないますが、それに勝る大きなやりがいがあります。当プログラムが、一緒に働きながらお互いが成長し、より多くの患者さんへ質の高い医療を提供できる一助になることを願ってやみません。

# 第5章

# 泌尿器科の世界で生きる先生との対談集

# 1

# 大病院の勤務医として生きる

## 竹内　尚史　先生

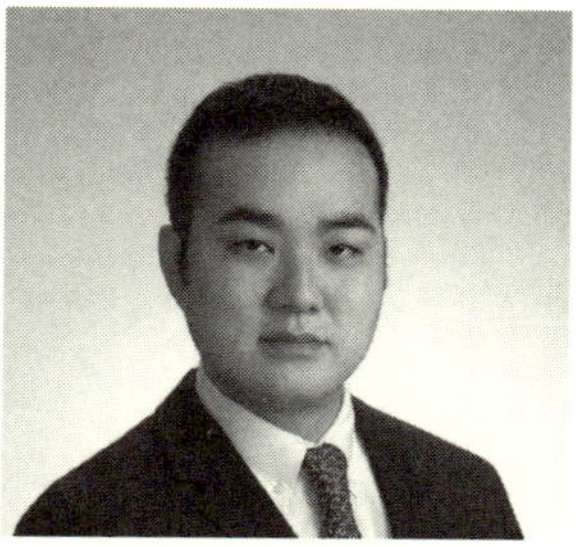

【竹内　尚史　先生　経歴】

2004年　東京医科大学卒業
2006年　東京医科大学病院　泌尿器科　入局
2007年　東京医科大学大学院　泌尿器科学　入学
2010年　東京医科大学茨城医療センター　泌尿器科
2011年　東京医科大学大学院卒業、医学博士取得
　　　　埼玉医科大学国際医療センター　泌尿器科
2012年　東京都立広尾病院　泌尿器科
2014年　テキサス大学 MD Anderson Cancer Center Postdoctoral Fellow
2016年　東京医科大学　泌尿器科　専任講師
2019年　東京国際大堀病院勤務
2021年　新松戸中央総合病院　泌尿器科

窪田：新松戸中央総合病院、泌尿器科部長の竹内尚史先生に、勤務医の目線から、泌尿器科のよさなどをお伺いしたいと思います。よろしくお願いします。
　まず、現在のお仕事について教えていただけますか。

竹内：新松戸中央総合病院というところで、泌尿器科の勤務医として働いています。新松戸中央総合病院は、３４０床ほどの中規模病院と言われる規模の病院で、とくにロボット手術や放射線治療などの最先端のがん治療に力を入れています。わたしは、日々外来や手術をメインに行っております。

窪田：それでは、これまでの経歴を教えてください。

竹内：医師免許を取得したあと、社会福祉法人同愛記念病院というところで2年間研修医をしていました。その後東京医科大学病院の泌尿器科医局へ入局し、東京医科大学病院やその関連病院で泌尿器科医として研鑽を積みました。
　その一方で大学院にも入学し、卒業して医学博士を取得した後、テキサス大学

MD Anderson Cancer Center Postdoctoral Fellow（ＭＤアンダーソンがんセンター）というところで膀胱がんの研究をしました。東京医科大学の医局に十数年勤め、現在の新松戸中央総合病院勤務に至ります。

窪田：泌尿器科医になろうと思ったきっかけを教えていただけますか。

竹内：大学5年生のとき、いわゆるポリクリと呼ばれる臨床実習で1年かけてさまざまな科を回るなかで泌尿器科へも行き、若い先生方が先頭に立って、がんばって働いている印象を受けました。
大学病院は基本的に、年齢が上の先生方がマネジメントをしていることが多いのですが、泌尿器科に限っては若い先生がバリバリ働いているように感じ、魅力的でかっこいいな、と感じたのがきっかけです。

窪田：お仕事をするなかで、どんなことにもっともやりがいを感じていますか？

竹内：もっともやりがいを感じるのは、患者さんから「ありがとうございました」と言われたときです。やはり、病気が見つかったときは誰でも気持ちが沈みます。検査や治療を行って病気が治り、苦しんでいた患者さんの表情が明るくなってお礼を言われたときは、本当にやりがいを感じます。

窪田：たしかに、その瞬間は本当にうれしいですよね。
では、泌尿器科医になってよかったと思うのはどんなときですか？

竹内：医療の最先端を走っていることが、泌尿器科の魅力のひとつだと思っています。たとえば、ロボット手術が始まったのも泌尿器科ですし、レーザー手術、水蒸気で蒸散させるといった新しい技術も、泌尿器科から始まっています。
また、内科や外科のようなメジャーな科とは異なり、泌尿器科はマイナー科のひとつと言われ、非常に専門的で受け持つ範囲が狭く見られがちです。
でも泌尿器科では、たとえば膀胱がんや前立腺がんといった悪性疾患から、日々の生活に関わる排尿障害のような症状、さらに尿路結石のようなものまで、とても広い範囲を扱っています。この範囲の広さも、泌尿器科の魅力でしょう。

窪田：ほかに、竹内先生が思う泌尿器科の魅力があれば教えてください。

竹内：泌尿器科の治療はひとりで行うこともチームとして取り組むことも多く、さまざまな働き方ができるので、とてもおもしろく感じます。

患者さんのＱＯＬに直結する尿路の健康面を、患者さんを近くに感じながら診療できるのも、泌尿器科の魅力です。

窪田：これからは、どんな医師が求められると思いますか？

竹内：医療が進歩し、高度な機械も増えていくなか、もちろん取り残されないように学び、常にキャッチアップするのも大事なことです。

一方で、医療の原点は「人が人を治す」ことなので、患者さんの気持ちをわかろうとする心が必要ではないでしょうか。

どれほど機械や技術が発達しても、患者さんの気持ちをわかることは医師にしかできません。患者さんに寄り添う心を常に持つ医師が、今後ますます必要とされるはずです。チームワークをとれる医師も、必要とされるでしょう。医療が発達すればするほどさまざまなものが細分化されて、おそらく医師だけで完結できることがほとんどなくなるはずです。ですから、看護師さんや臨床工学技士さん（Medical Engineer：メディカルエンジニア）をはじめ、たくさんの職種の人たちと協力しながら、治療していかなければいけません。さまざまな人たちと協調し、チームワークをとれることが必要になってくると思います。

窪田：チームワーク、大事ですね。とくに泌尿器科では、エコーなどの機械が重要なので、臨床検査技師さんとの協調も大切です。放射線検査技師さんとも、しっかり連携をとっていくことが非常に求められるようになるでしょうね。

竹内先生は、今後泌尿器科はどうなっていくと思っていますか？　そして、どうなってほしいと思っていますか？

竹内：泌尿器科は海外での重要度が高く、医療の最先端をリードしているとも言えるので、日本でもほかの科を引っ張るリーダー的な存在になってほしいと思います。

泌尿器科全体としては、専門がますます細分化されていくでしょう。総合的に泌尿器系の疾患を診られる医師も残りつつ、たとえば前立腺がんだけしか診ない泌尿器科医、男性不妊しか診ない泌尿器科医、といったように専門に特化した人たちが出てくると思っています。

窪田：竹内先生は、将来的にどんな医師になって、どんな働き方をしていきたいと思っていますか？

竹内：わたしもそれなりの年齢で、残りの医師人生が少なくなってきたので、これからは続けていく部分と変えていく部分を分ける必要があると思っています。

続けていく部分は、最先端の医療に取り残されず患者さんによりよい医療を提供できるように日々学び続けること、謙虚な心と患者さんに寄り添う心を常に持ち続けることです。変えていかなければいけない部分は、自分の強みとなる分野をもっと出していくことです。

窪田：先生のお話を伺っていても、泌尿器科が本当に素晴らしい科だと感じます。もっと泌尿器科を目指す研修医が増えてほしいですね。徐々に増えているとはいえ、現状泌尿器科医は全医師数の２％ほどしかいないのですが、成り手が少ない理由を先生はどう考えますか？

竹内：日本では、あまりイメージがよくないのかもしれません。泌尿器科の成り立ちから、性病科のひとつといった見方をされがちですよね。女性医師の比率が低いことも、イメージが上がらない理由ではないでしょうか。女性の泌尿器科医の方々は素晴らしいですし、とても必要とされているのですが。

窪田：超高齢化社会で泌尿器科の診療を求める患者さんが増えていくなか、やはり泌尿器科を担う医師、とくに女性の泌尿器科医が少ないですね。

イメージを打破するために、泌尿器科のどんな魅力をアピールしていけばいいと先生はお考えですか？

竹内：先ほどお話しした通り、とにかく泌尿器科は扱う範囲が広いので、自分が好きだと思える分野が見つかる可能性が高いのが魅力です。

手術を好きな人が集まるのもいいことですが、手術だけではなく、ケアをする人も必要とされている科ですし、不妊治療もニーズがあります。ほかにも、内分泌・代謝や人工透析といったことも行います。地域密着の泌尿器科医の先生もいて、本当にさまざまな生き方ができるので、自分が本当に好きだと思える分野を見つけやすい科ではないでしょうか。

そのようなところを、もっとアピールすればいいと思いますね。

窪田：そうですよね。内科の先生は医師全体の30％ほどいますが、内科で開業するには競合がたくさんいるため、勝ち抜いていくのは難しい面があります。

一方で泌尿器科は、基本的にターミナル駅にしかないので、開業しやすいこともアピールポイントかもしれませんね。

竹内：泌尿器科医自体が少なく、かつ泌尿器科で開業している先生は珍しいですよね。「泌尿器科で開業して、やっていけるの？」というイメージもありましたが、窪田先生をはじめ、成功されている先生方が登場しているので、それに続く人もどんどん増えていくのではないでしょうか。

窪田：最後に、若い先生方へ向けたメッセージをいただけますか。

竹内：わたしもそうでしたが、どの科を選ぶのかはとても迷うところですよね。たとえば「お金」や「ＱＯＬの確保」といったことを判断材料にする人が多いとは思いますが、やはり一生の仕事なので、大事なのはモチベーションを維持し続けられることです。自分の好きなことであれば、仕事が大変でもほとんど苦とは思いませんし、続けることができるはずです。
わたしの場合、ポリクリでさまざまな科を回ったときに感じたインパクトがかなり大きかったと思っています。ご自身のなかに興味が芽生えたら、あまり深く考えず飛び込んでしまっても、決して誤った選択にはならないはずです。もちろん、結果的に合わなかったとしても、昨今では科を変えることは決して悪いことではありません。「違うな…」と思ったら、変えればいいだけの話です。最近は、収入が高いということで美容整形医になる先生も多く、もちろんそれを否定するつもりはありませんが、考えてほしいのは「本当にそれが自分のやりたいことだったのか」ということです。本当にやりたいことは何なのか、ご自身の気持ちを確認してみることも大切でしょう。職業選択は、最終的にはそれに尽きると思います。

窪田：先生は、純粋に泌尿器科が好きなんですね。

竹内：はい、とてもやりがいのある科だと思っています。

窪田：ありがとうございました。

# 2

# 女性の泌尿器科開業医として活躍する

## 成田　玲奈　先生

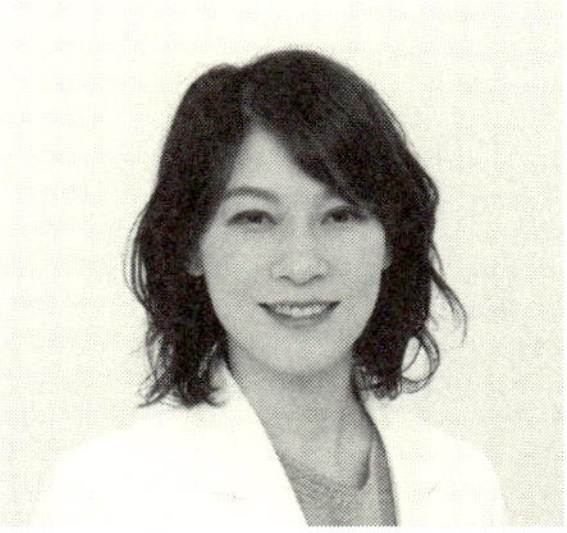

**【成田　玲奈　先生　略歴】**

日本専門医機構認定泌尿器科専門医
日本泌尿器科学会　指導医
日本医師会　認定産業医
２０１１年　岩手医科大学医学部卒業
　独立行政法人労働者健康安全機構　東北労災病院　初期研修医
２０１３年　独立行政法人労働者健康安全機構　東北労災病院
　泌尿器科後期研修医
２０１４年　東北大学病院　泌尿器科入局　医員
　地方独立行政法人　宮城県立こども病院　泌尿器科
　東北大学病院　泌尿器科　医員
　大崎市民病院　泌尿器科　医員
２０１８年　岩手県立磐井病院　泌尿器科　医長
２０２０年　宮城県立がんセンター　泌尿器科
２０２２年　なりた泌尿器科・内科クリニック開院
　柏たなか病院　泌尿器科非常勤医師兼任

窪田：千葉県流山市にある、なりた泌尿器科・内科クリニックの成田玲奈先生に、お話を伺います。成田先生、よろしくお願いいたします。

まずは、現在どんな患者さんを診ているか、性別や年代、症状などを教えていただけますか。

成田：最近の2年間は、当院が内科も標榜していることもあり、男性と女性半々ほどです。年齢は0歳から90代まで、幅広く診療していますが、40〜60代の方々が多く、約半数を占めています。

もっとも多い症状は頻尿であり、前立腺肥大症や過活動膀胱の方が多く受診されます。そして、このつくばエクスプレス「流山おおたかの森」という地域の特性もあるかと思いますが、ほかのエリアと比べると、若年女性の膀胱炎が圧倒的に多いのも特徴です。

窪田：たしかに、若い年代が多いのでしょうね。

わたしのクリニックの本院は新京成電鉄の五香駅前にありますが、その地域には

60～70代がもっとも来院しています。一方で、開院して２ヵ月になる分院がある新鎌ヶ谷駅周辺には若い患者さんが多く、皮膚科と泌尿器科では皮膚科への来院のほうが目立ちます。分院の泌尿器科では若い人が来院する分、膀胱炎の患者さんの割合が高くなっていますね。

新鎌ヶ谷駅周辺は、ベッドタウンになっている新興住宅地なので、流山おおたかの森駅周辺と患者層が似ているのかもしれませんね。

成田：尿管結石や尿潜血、尿蛋白陽性、ＰＳＡ（前立腺特異抗原）高値などの健診異常を指摘された方も来院されます。また、意外と言ったら失礼ですが、男性の性病の方も受診されます。女性医師なので、男性は来院しづらいのではと思っていたのですが、近隣の方はもちろん、遠方からも来られる方が多いですね。お住まいの近隣のエリアでは受診したくないことや、流山おおたかの森というアクセスのよさで、遠方から来られているのかもしれません。

窪田：性病は、男性だけを診ているのですか？　女性を診ることもありますか？

成田：男性の尿道炎が多くを占めますが、女性では性器ヘルペスなどの外陰部疾患を診ることが増えています。膣炎などに関しては、検査と簡単な治療だけは行うこともありますが、やはり婦人科疾患の範疇だと思いますので、「婦人科をしっかりと受診してくださいね」とお伝えしてお帰りいただいています。ほかには、ブライダルチェックということで、性病のスクリーニング検査を行うこともあります。

窪田：先生のご経歴を簡単にお話しいただけますか。

成田：はい。平成23年（２０１１年）に岩手医科大学を卒業し、その後地元の宮城県仙台市にある東北労災病院で初期研修を受けました。そして、そのまま同じ病院で後期研修を受け、泌尿器科を1年専攻し、その後東北大学泌尿器科の医局に入局しています。東北大学では医局人事にて、宮城県内の総合病院を数ヵ所回ったのち、医局を退局し、開業するために現在の流山市にやってまいりました。

開業したのは、医師になって11年目になった頃です。専門医は、２０１７年の10月に取得し、一昨年（２０２２年）に専門医を更新した際、指導医の認定も取得しました。

窪田：成田先生、指導医の認定をお持ちだったのですね。

成田：総合病院への勤務経験があったので、指導医の認定を得ることができました。ただ、現在は開業してしまったので、おそらく次の更新はできないでしょう。

窪田：いまとなっては、指導医は必要ありませんよね。開業医としてやっていくのなら、指導医の認定を持っているかはあまり関係ないのかもしれません。

成田：昨年、産業医の資格も取得しました。

窪田：産業医としても、活動していく予定があるのですか？

成田：じつは今年から、市内の高等学校の産業医を務めることになりました。教職員の方の健康管理のほか、学校の衛生状態などの点検を行っていく予定です。今後は産業医の資格を活かしながら、地域医療により貢献していきたいと思っています。

窪田：女性の泌尿器科医は少ないと聞いていますが、成田先生が泌尿器科医になろうと思ったきっかけを教えていただけますか。

成田：わたしが大学生のとき、膀胱炎になったことがきっかけです。医学生なりに、「膀胱炎であれば内科ではなく、泌尿器科に行かねば」と考え、近隣の泌尿器科クリニックを探しておそるおそる受診しました。そのときのご年配の男性医師に、臀部（お尻）に抗生剤の筋肉注射をされたのです。

窪田：それは…なかなか厳しいですね。いまはほとんど、そんなことをしませんよね。

成田：恥ずかしくて、衝撃的な出来事でした。幸い膀胱炎はすぐによくなったのですが、そんな苦い思い出が記憶の片隅に残っていました。

その後しばらくしてポリクリで泌尿器科を回ったときに、診断から治療、お看取りまでもでき、赤ちゃんから年配の方まで男女問わず幅広く診療する泌尿器科に魅力を感じました。オペもケモ（chemotherapy：化学療法）も排尿障害などの内科的治療もあり、また、成人疾患だけではなく小児の泌尿器疾患もあり、多岐にわたる知識や技術を求められる泌尿器科ならではのスペシャリティを感じたのです。

また、わたし自身の経験を思い出し、「多くの女性も同じような恥ずかしさや不安を抱えながら泌尿器科へ来るのだろう。女性医師がいたら、話しやすいのではないか」と考えるようになりました。それからは、泌尿器科には女性医師が少ないからと躊躇するのではなく、「女性医師にしかできないことがあるのかもしれない」と思うようになり、泌尿器科を選択しました。

窪田：女性にしかできないことがあるからこそ、あえて泌尿器科を選ばれたのですね。

成田：はい、そうです。そして、オペにもひとりで遂行できるような小手術から、後腹膜リンパ節郭清術のような1日半ほどかけてチームを組んで行う長丁場のものもありますし、内視鏡手術や開腹手術、ラパロやロボット手術などのさまざまな術式があります。小手術では自己研鑽による自身のスキルアップを感じやすいことや、大手術ではチームで取り組むことで大きな達成感を得られたりするのも、ほかの科と比較して珍しいのではと思いました。

また、TUR-BT（経尿道的膀胱腫瘍切除術）などは、育児のために時短勤務になっても手術に携わることができます。そのようなことも、大きな魅力であると感じました。

窪田：成田先生が、女性の泌尿器科医だからこそできると思っていることを、詳しくお話ししていただけますか。

成田：昨今では性別についてさまざまな考え方があり、「女性だから」「女性にしかできない」という言い方をしていいのかわからない部分もありますが…。

一般的に女性の患者さんは、男性の医師に対して尿失禁や尿もれ、デリケートゾーンの悩み、検尿を出す際に生理中であることなどを言い出しにくいようです。医師からすれば、よくある症状のひとつでしかないので、男性医師が聞いても気にしないのかもしれませんが、女性の患者さんからすれば話しづらいようですね。女性同士のほうが話しやすいようなので、女性医師だからこそ引き出すことのできる悩みもあるのではないかと思います。月経や婦人科疾患と関連する泌尿器疾患の悩みをざっくばらんに話せるのも、女性同士だからでしょう。

窪田：そのようなお話も、なかなか男性には話しにくいですからね。現在のお仕事のなかでもっともやりがいを感じていることは何でしょうか？

成田：ありきたりな答えかもしれませんが、患者さんが元気になって、活気あふれる姿を見ることができたときですね。ただ、疾患によっては完治が難しいものもありますよね。ただ、完治が難しいとしても、「ここに来て安心したよ」「ここに来てよかった」と言っていただけると、どんなに忙しいときでも、「これからもがんばろう！」と思えますし、こちらもパワーをいただくことができます。

窪田：次に、「泌尿器科医になってよかった」と思えるのは、どんなときでしょうか？泌尿器科医を目指す先生方に向けて、教えていただきたいのですが。

成田：先に窪田先生から伺いたいのですが、お話ししていただけますか？

窪田：泌尿器科で扱うのは、下半身の悩みですよね。そんなマイナーな悩み、たとえば頻尿や尿もれは、人になかなか言えないと思うのですが、「おかげ様で、バス旅行に行けるようになりました」「気持ちが明るくなって、外に出られるようになりました」と言っていただけたとき、泌尿器科医になってよかった！と感じます。内科や皮膚科と比べて、泌尿器科はまだまだ診察を受けようと思ってもらいにくいですよね。そんな科だからこそ、「診てもらってよかったな」と思える人が増えてほしいと願っています。泌尿器科を受診すればもっとよくなる人が多いはずなので、泌尿器科にかかる人が増えてほしい。これが、わたしの想いです。

そのためには、やはり泌尿器科の先生が増えなければいけません。泌尿器科医になることで、先ほど成田先生がおっしゃった通り、外科手術もできますし開業もできます。

また、ダヴィンチで前立腺がん手術に対応するだけが泌尿器科の仕事ではなく、排尿障害や精索静脈瘤の手術といった不妊の対応ができるなど、多岐にわたって活躍できる場所がたくさんあります。これが、泌尿器科の素晴らしさでしょう。

ですから、「どうしてこれほど人気がないんだろう？」と思うほどです。

成田：おっしゃる通りですね。泌尿器科を選択してからも、さらに専門分野が多岐にわたるので、「自分ならではの道」を見つけ出す楽しみがあるのかもしれません。それだけではなく、選択肢が多いので、ご自身のライフスタイルに合った働き方を選びやすいのではないかと思います。そんな意味でも、泌尿器科はこれからより一層、魅力的な科になってくるのではないでしょうか。

窪田：次に、難しい質問かもしれませんが、今後はどんな医師が求められると成田先生は思いますか？

成田：まずは、ＡＩの進歩で医療技術もさらに進んでいくはずで、診断や治療の選択肢を提示するためのデータ分析は、ＡＩが担う時代にシフトしていくでしょう。でも、やはり人と人でしか育めないものがありますよね。

たとえばその人の生い立ち、家庭環境、性格、表情、病気の受け止め方などを総合的に見て適切な言葉をかけることは、ＡＩには難しいのではないでしょうか。

今後はコミュニケーション能力がなければ、患者さんとの信頼関係がつくれず淘汰されていくはずです。

わたしのクリニックの医療理念は、「症状・疾患をただ治療するのではなく、一人ひとりに寄り添い、患者さまが今よりも望ましい日々を過ごせるように」というものなのですが、ＡＩが人に寄り添うことはできないでしょう。

また、言葉がけに限らず、患者さんに直接手を差し伸べることもできません。それらは、生きている人間にしかできないことだと思いますので、今後も「一人ひとりに寄り添うこと」を大切にしていこうと思っています。それができなければ、きっとＡＩに負けてしまいます。

窪田：先生にはお子さんがいらっしゃいますが、プライベートとお仕事の両立のために何か意識していることはありますか？

成田：正直に言うと、どうにか両立できている状態で、余裕はありません。とくに開業してからの2年間は突っ走り続け、毎日が嵐のように過ぎ去っていきました。もちろん、わたしが選んだ道なので忙しいのは仕方ないと思っており、体調管理をしっかりすることと、少ない休みの日は家族との時間を大事にすることは意識しています。オフの日は、子どもと一緒に思いっきり楽しんでリフレッシュしますし、疲れがピークのときにはとことん休み、体調を整えるようにしています。

窪田：お子さんはいま、おいくつですか？

成田：4歳になります。

窪田：そうですか。急な熱が出やすい時期ですよね。

成田：そうですね。ただ、開業している以上、わたしが休職して看病をするわけにはいかないので、主人や家族が協力して看病してくれています。また、保育園なども十分に活用していかなければいまの生活は成り立ちません。それが実現できる昨今の保育環境はありがたいですね。

最近は保育園以外にもさまざまな育児サービスがあって、病気のときは病児保育のシステムなどをうまく使いながら、仕事と育児を両立しています。

窪田：わたしが運営する小児科でも、病児保育を行いたいと思っているところです。

とくに女性の先生の場合、働こうと思ってもお子さんがご病気になると働きにくくなるので、クリニックに病児保育があるともっと働きやすいはずです。小児科がある松戸市には病児保育が４つあるのですが、申請をしてもコロナの影響で子どもを預ける人が少ないので、病児保育をつくっても補助が出ません。補助が出なければ赤字になってしまうため、採算をとるのが難しいんですよね。補助が出るようになれば、つくってもいいと思っているのですが…。

成田先生は子育てにはご家族のサポートが必須であり、必要なサポートを受けられているということですね。

今後のことも伺えますか。これから先生はどんな医師になり、どんな働き方をしていきたいですか？

成田：いまはまだ開業して２年目なので、毎日が勉強と言いますか、日々さまざまなことを吸収し、成長していく段階かなと思っています。

現在はクリニックの日々の運営を考えるだけで精一杯ですが、これからは時間をかけて、経営に関しても少しずつ知識を増やしていきたいと考えています。また、日々更新される医療知識に関しても学び続けることをやめずに、進化し続けられる医師、クリニックでありたいです。
そして、「この先生がいるから、受診しよう」「ここへ来れば、きっと安心できる」と感じていただけるような、地域に根付いた頼れる存在になっていけたらと思っています。

窪田：成田先生が流山市へ来てくださって、市内になかった泌尿器科ができたことで、地域の多くの方々から「ありがたい」と思われているのではないでしょうか。

成田：もしそう言っていただけているのであれば、うれしいですね。

窪田：流山市の人口が増えているなか、泌尿器科のクリニックはみんなが待ち望んでいたはずです。現在は、流山市で泌尿器科をメインに標榜しているクリニックは2つだけですよね。
鎌ヶ谷市も、今回わたしがはじめての泌尿器科専門クリニック「新鎌ケ谷くぼた皮膚科泌尿器科」をつくったのですが、やはりありがたく思ってくださっている方がいらっしゃいます。
先生は講演もされていますので、機会があればぜひご一緒したいですね。

成田：いずれ機会があれば、窪田先生やさまざまな泌尿器科の先生のクリニックへ見学に伺い、疾患へのアプローチ方法や治療法、運用方法などを比較、勉強し、わたしのクリニックでも活用して、より成長していくことができればと思っています。

窪田：わたしのところは泌尿器科の単科ではありませんが、落ち着いたらぜひ遊びに来てくださいね。
鎌ヶ谷は開院してみたら皮膚科の患者さんが多く、30坪ほどのコンパクトなクリニックで、膀胱鏡もこれから導入する状態です。
最後の質問です。若い医師、とくに女医さんに向けて、泌尿器科のクリニックを開業した成田先生からメッセージがあれば、お願いできますか？

成田：女性の場合、妊娠や出産を希望する場合、こればかりは男性に代わってもらうことができませんから、ライフイベントが仕事に与える影響は大きいと思います。

わたしは学生時代や研修医時代、専門医の資格をとる前までは自分のキャリアが最優先で、出産などに関しては漠然としか考えていませんでした。

また、専門医をとったあとも医局の人事異動がありましたので、「このあと向こう何年間は産休や育休なんてとれるわけがない…」と考えていたのです。

でも、実際に妊娠、出産、育児を経験し、「いかようにでもなるものだな」と感じました。


出産は女性にしかできないことであり、年齢のリミットもあることです。キャリアやまわりの環境を理由にして諦めないでください。

キャリアに関しては、産休はブランクとなるかもしれません。しかし、長い泌尿器科医としての人生のなかで、その数ヵ月のブランクはさほど大きなものではない、とわたしは思います。

それよりも、妊娠・出産・育児でしか得られない大切なこともあるのではないでしょうか。

わたしが開業の準備を始めたのは子どもが0～1歳の頃で、開業したのは2歳の「イヤイヤ期」だったので、この2年間は本当にバタバタしていて、クリニックでも家でも何かしらのタスクに追われていました。
でも、こうやって無事に開業2年目を迎えることができ、子どももすくすくと成長しています。もちろん、まわりへの感謝の気持ちも忘れてはなりませんが、意外にどうにかなるものだなぁと感じています。

窪田：ありがとうございます。成田先生が実際に体験したことなので、とても心に沁みますね。本日はお忙しいなか、ありがとうございました。

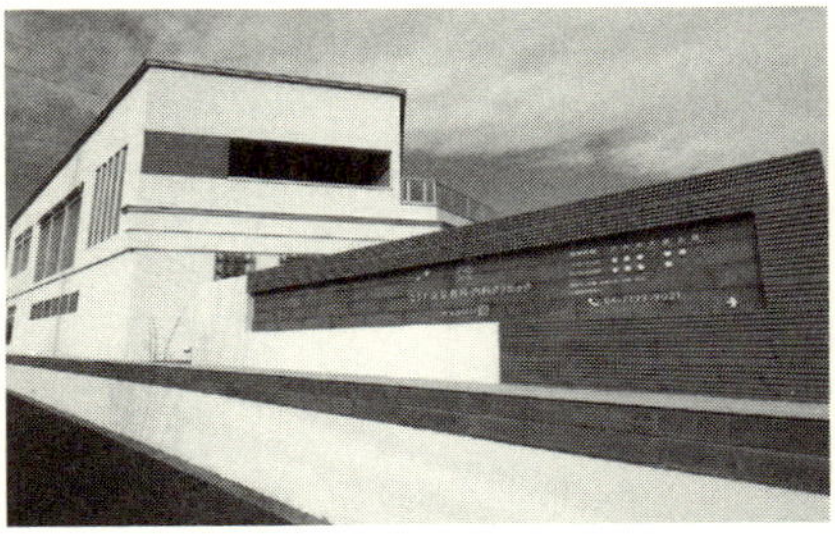

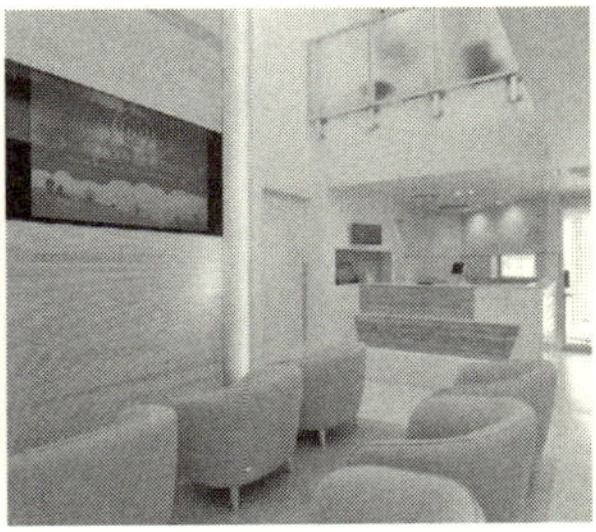

# 3

# 後期研修医として泌尿器科を選択、未来を見据える

雲野　陽大　先生

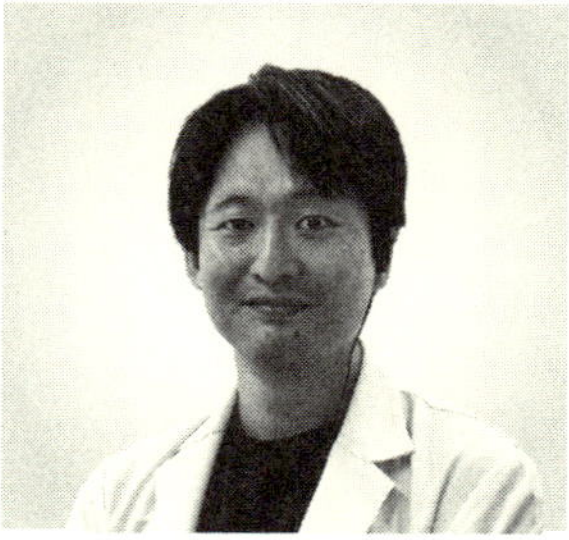

**【雲野　陽大　先生　略歴】**

2019年　京都府立医科大学卒業
千葉西総合病院　初期研修医
2021年　千葉西総合病院　泌尿器科　専攻医
2024年　東京女子医科大学病院　泌尿器科

窪田：雲野先生、まず現在のお仕事を教えていただけますか。

雲野：現在は千葉西総合病院で泌尿器科の後期研修を受けながら、くぼたクリニック松戸五香の診療に携わっています。

窪田：雲野先生の、これまでの医師としての経歴を教えてください。

雲野：わたしは千葉県出身なのですが、大学は京都府にある京都府立医科大学へ行き、その後研修で千葉西総合病院へ入りました。2年間初期研修をしたあと、1年間趣味の昆虫採集ばかりしていました。これは、これまで窪田先生にお話ししていなかったかもしれませんね。そして3年目の冬に、現在の上司から「ウロ（ドイツ語で泌尿器科学を意味するUrologyの略語）で一緒に働かないか」と誘われ、千葉西総合病院に入りました。

もともとわたしはウロ志望で、出身大学の泌尿器科へ戻る予定だったのですが、その先生のお話を伺って千葉西の泌尿器科に入り、現在に至ります。

窪田：雲野先生は現在、後期研修3年目ということですね。泌尿器科の専門医になる流れを教えていただけますか。

雲野：現在泌尿器科の専門医になるには、4年間後期研修を受け、5年目に専門医試験を受けて合格する必要があります。

4年間の研修は基幹病院がメインになるのですが、地方の病院や子どもを診る病院、腎移植を扱うような施設にも研修に赴き、トータルで4年間研修を受けて専攻医になってから、5年目に専門医試験を受ける流れになっています。

窪田：つまり、2年間初期研修医を経験したあと、泌尿器科で4年間の研修を受けるなか、6年目に専門医試験を受ける、ということですね。

そのなかで、難易度の高い移植を行う病院や小児医療を扱うほかの病院でも研修を受ける必要があるということですか。

雲野：はい、そうです。わたしも都内の移植を扱う病院で、今年の10月から研修を受けさせていただく予定になっています。

窪田：現在はそのような制度になっているのですね。話は戻りますが、雲野先生が泌尿器科医を志したきっかけを教えていただけますか。

雲野：大きかったのは、わたしが大学時代に所属していたラグビー部の仲のよかった先輩に、泌尿器科の先生が多かったことです。何となく外科系に進みたいと思っていて、最後まで消化器外科と迷っていました。少し汚い話になってしまうのですが、千葉西は外科も泌尿器科も緊急オペがあって忙しいのですけれども、外科は手術で大便を扱うことが多いですよね。

深夜1～2時に便まみれになるのがつらかったので、泌尿器科にしようと決めました。

もちろんそれだけではなく、いい先輩が多かったのも泌尿器科を選んだ大きな理由です。どの大学でもそうですが、泌尿器科の先生は基本的にノリのいい先生が多い印象があります。そんな先輩たちの人柄に惹かれた部分は大きかったですね。

窪田：先生が泌尿器科でお仕事をしているなかで、もっともやりがいを感じていることは何ですか？

雲野：これは泌尿器科の魅力につながる話だと思うのですが、ウロは基本的に診断や検査、治療、フォローのすべてを自分ひとりで行うことができる数少ない科だと思っています。

たとえば循環器内科は、手術となれば患者さんを心臓外科に渡すことになりますし、逆に外科が内科へ患者さんを渡すこともあります。

一方で、泌尿器科は診断から治療、フォローまですべて一貫して患者さんを診ることができます。最初に外来で診察した患者さんがどんな疾患であれ、元気になった姿を見られることが、最大のやりがいですね。

やはり、一貫して患者さんを診られる泌尿器科には、大きな魅力があると思っています。そんな科は耳鼻科、眼科、泌尿器科など、数少ないですよね。

窪田：泌尿器科医になってよかったと思うのは、どんなときですか？

雲野：最近わたしはダヴィンチ手術のオペレーターをさせていただくようになったのですが、やはり手術がうまくできたとき、大きな達成感を覚えます。

もちろん先ほどお話しした通り、自分が手術などの治療を行った患者さんが退院し、元気な姿で外来に来られるときも、泌尿器科医になって本当によかったと思います。

窪田：雲野先生は、これからはどんな医師が求められると考えていますか？

雲野：これからは日本の人口が減っていくのに対して、医師の数は増えていくので、供給過多の状態になりつつあると思っています。

それに加えて、昨今の患者さんはインターネットで自分の病気を簡単に調べられるようになっていて、わたしたちと遜色のない知識を持っている人も増えているように感じます。

そんななか、もちろんしっかりとした知識を持つことも求められるのですが、さらに求められるのは、患者さんにわかりやすく説明できること、しっかりと対話しながらベストな選択肢を提示して一緒に治療方針を決めていくことではないでしょうか。

抽象的かもしれませんが、コミュニケーション能力に長けた人が生き残っていくでしょう。ただ手術がうまい、診断能力が高いといったことだけでは難しいのではないかと思っています。

患者さんからは、手術の腕がいい・悪いということはなかなかわからないものです。

患者さんからすれば、きちんと向き合ってくれて、話ができて、わかり合える医師のほうが治療をお願いしたいと思うはずです。

一定レベルの技術や知識を持っていることを大前提として、人柄のいい医師が生き残っていくのではないでしょうか。

窪田：泌尿器科は、今後どうなっていくと思いますか？　また、どうなってほしいと思っていますか？

雲野：泌尿器科は日本ではじめてロボット手術が導入されたり、薬物療法でも免疫チェックポイント阻害薬がはじめて導入されたりした科で、さまざまなエポックメイキングな治療のパイオニアになってきました。

今後泌尿器科がどうなっていくかをわたしが語るのは難しいのですが、高齢化によって前立腺肥大や前立腺がんの患者さんが今後増えていくと思われるので、ますます必要とされるはずです。

患者さんの病気に対するリテラシーが上がっていくと思われるなか、まだまだ内科や皮膚科のような感覚で泌尿器科を受診する人は多いとは言えませんが、さまざまな症状が薬や手術でよくなると世間で認識されれば、泌尿器科の需要は上がっていくはずです。

米国泌尿器科学会の動向を見ても、やはり最先端のことを行っているのが泌尿器科であり、アメリカでは一目置かれる存在です。

日本でも、泌尿器科の地位がもっと向上してほしいと思っています。

窪田：雲野先生は、これからどんな医師になって、どんな働き方をしていきたいのですか？

雲野：わたしの当面の目標は、トラディショナルなものや最先端のものも含めて、現在ある泌尿器科の手術を一通りできるようになることです。

もちろん専門医の資格をとりたいですし、まずは自ら診断、検査、手術、フォローをすべてできる一人前の泌尿器科医になりたいと思っています。

実際、手術にやりがいを感じているので、当面は手術の腕を磨き、千葉西のような大きな病院で働きたいと考えています。

窪田：雲野先生のような若い世代は、働き方改革の流れもありますし、ワークライフバランスを考える人は多いのですか？

もちろん、なかには夜中まで働き、当直もＯＫ、と考える人もいる一方、若い先生はワークライフバランスを考えて美容などへ進む人も少なくありません。

昨今では多様な働き方があると思うのですが、雲野先生はどう考えていますか？

雲野：働き方については、さまざまな考え方があると思います。

もちろん、夜遅くまで働くことが正しいとは思いませんが、若いうちは、ときに夜遅い時間になってもやるべきことをしっかりと行い、手術を練習することも必要であるとわたしは考えています。ですから、「上司から、手術症例を奪うくらいの気持ちを持とう」と常に思っています。

たしかに、最近は窪田先生がおっしゃる通り、「ハイポ」な病院を好む若い先生が増えています。だからこそ、時代と逆行した働き方をすることで、技術面や経験の面でまわりと差をつけやすくなっているのではないでしょうか。窪田先生やその前の年代では、みんながハードな働き方をしていたと思うのですが、昨今ではそんな先生は圧倒的に少数派です。ですから、ハードな働き方をすればそれがアドバンテージになるとわたしは考えています。

窪田：雲野先生がおっしゃる通り、現代はさまざまな働き方があるとは思いますが、雲野先生も若いうちにできることをどんどん経験し、吸収してくださいね。たくさんの経験ができるのは素晴らしいことなので、がんばってください。そんな雲野先生から、若い医師、研修医の先生に向けたメッセージをいただけますか。

雲野：若いうちでなければできない経験は、本当にたくさんあります。昨今はできるだけ早く帰宅してプライベートも充実させることが推奨される時代ですが、「ハイパー」な働き方から得られるものもかなり多いので、身体が動けるうちはハードに働くのも、ひとつの選択肢です。

もちろん、泌尿器科には女性の先生もいますし、そこまでハイパーな働き方をしない選択もできます。

泌尿器科のいいところは、しっかりとオフの時間をとれることです。科によってはオフのない生活を送っている同期もいるので、それと比べれば休めるときは休めます。

深夜の呼び出しも、ハードな科と比べれば少ないので、プライベートな時間をしっかりとることができます。

窪田：プライベートな時間もとれるうえに、ダヴィンチを含めた最先端のオペができるのは、魅力的なことですね。雲野先生が先ほどおっしゃった通り、ひとりの患者さんを最後まで見られるところも、大きな魅力ですよね。ありがとうございました。

# 4

# 泌尿器科も診られる呼吸器内科医　笹本　磨央　先生

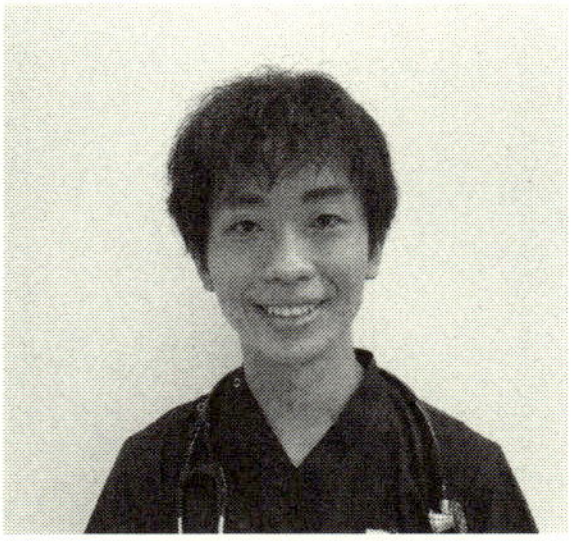

【笹本　磨央　先生　略歴】

日本内科学会内科専門医
日本呼吸器学会呼吸器専門医
日本結核・非結核性抗酸菌症学会結核・抗酸菌症認定医
日本医師会認定産業医
千葉県難病指定医
身体障害者福祉法第15条指定医（呼吸器）
日本呼吸器学会「咳嗽・喀痰の診療ガイドライン2024」システマティックレビュー委員
1993年　千葉県生まれ
2017年3月　東邦大学医学部卒業
4月　千葉県立病院群で初期研修
2019年　小張総合病院に赴任
国立がん研究センター東病院呼吸器内科へ出向
2023年　呼吸器内科専門研修を修了
同年8月よりくぼたクリニック松戸五香へ本拠を置く

窪田：現在くぼたクリニックに勤務されている、呼吸器内科専門医の笹本磨央先生、まずはこれまでの経歴を教えていただけますか。

笹本：わたしは現在医師8年目で、２０１７年に学部を卒業、その後2年間研修医として学び、３年目から呼吸器内科を専門に後期研修を受けました。呼吸器内科専門研修を終えて、医師7年目の頃からくぼたクリニックに勤務しております。

窪田：くぼたクリニックでは、どんな患者さんを診ていますか？

笹本：内科全般と呼吸器内科の患者さん、そして泌尿器科や皮膚科の患者さんと、幅広く診ております。

窪田：内科をメインにされていますが、泌尿器科の患者さんを診ての印象はいかがですか？

笹本：くぼたクリニックで実感したのは、泌尿器科の患者さんがとても多いことです。内科の後期研修では、泌尿器科の患者さんに遭遇しても、ほとんどが尿管結石や尿閉の人です。尿管結石であればとりあえず痛み止めを処方し、「水をたくさん飲んでください。泌尿器科へ行ってください」と言ってお帰りいただき、その後の経過はよくわかりませんでした。尿閉の患者さんなら、とりあえず導尿などを行って終了、といった感じだったので、その後の経過を勉強できるのは大きなことだと思っています。

窪田：くぼたクリニックを知った経緯や、興味を持ったポイントを教えてもらえますか。

笹本：後期研修を終えた際、内科と呼吸器内科以外にも診療の幅を広げたくて、内科以外をメインに標榜しているところに勤めたいと思っていたところ、ＹｏｕＴｕｂｅで窪田先生のことを知りました。

「どうせなら、ＹｏｕＴｕｂｅなどで精力的に発信されている先生のもとで働きたい」と思い、決めた次第です。

窪田：そうでしたか。実際、わたしと会ったときの第一印象はいかがでしたか？

笹本：物腰がやわらかい一方で、かなりアクティブでバイタリティにあふれているな、というのが窪田先生の第一印象です。保険診療や自費診療を問わず、新しい検査、治療機器などを世間や時代のニーズに合わせて積極的に取り入れているところが、先生の素晴らしさではないかと思っています。

新しいことを行う際は誰しも苦痛を感じるものですが、果敢にさまざまなものを取り入れる柔軟さが、窪田先生の強みなのかな、と感じます。

窪田：ありがとうございます。

実際にくぼたクリニックで働いてみて、イメージ通りだったこと、少し違ったと感じたことはありますか？

笹本：イメージ通りだったのは、病院に勤務しているときと比べて幅広く対応する必要があるところです。

病院なら各科に専門家がいて、自分の専門以外には手を出しにくく、念のため他科の医師へのコンサルトをかけなければ、何かあったときにやりにくくなるような科の敷居が存在します。一方くぼたクリニックでは、子どもから大人まである程度のプライマリケアを行う必要があるため、幅広く対応しなければなりません。それは、ある程度イメージ通りだったと思っています。

イメージと違ったのは、クリニックにおける外来の密度の濃さです。

開業医の先生は、血圧や糖尿病、脂質異常症といった慢性疾患の患者さんに同じ処方をくり返す、ラクなものであるとわたしはイメージしていました。でもくぼたクリニックでは、予約外の人も全員断らずに診ているため、病院で勤務医として外来の患者さんを診ているときよりも少し大変だな、と感じています。

窪田：現在お仕事をするなかで、もっともやりがいを感じているところはありますか？

笹本：そうですね。わたし自身が感じているやりがいは、診療の幅がどんどん広がっていることです。

わたしは学生時代、皮膚科も泌尿器科もポリクリなどで1～2週間回った程度でしたが、実際に現場に関わることで、診療の幅が広がっているのを感じます。近い将来医師が余る時代に突入すると言われているなか、自分のスペシャリティは当然持つ必要はありますが、それ以外の分野もある程度複合的に診られる医師が強いのではないかと思います。

窪田：時代の先を見ると、内科だけ、皮膚科だけ、泌尿器科だけでは厳しくなっていくでしょうね。患者さんも、今後は３つの病院で診療を受けるよりも、ひとつの病院ですべて解決したいと思う人が増えてくるはずです。呼吸器内科の先生が泌尿器科の疾患を診られれば、わざわざ泌尿器科のクリニックへ行かなくてもいいわけですし。クリニックの競争も激しくなっていくでしょうから、多くの科を診られるのは強みですよね。先ほど少しお話ししていただきましたが、これからはどんな医師が求められると思いますか?

笹本：先ほどお話ししたことと重なりますが、やはり多様な対応ができる医師が求められると思います。自分の専門分野に詳しいのは医師として当たり前ですが、それ以外の分野にアプローチできる医師は、今後強いでしょう。
たとえば、わたしは呼吸器内科が専門なので、慢性咳嗽の患者さんを数多く診るのですが、慢性咳嗽の方は尿失禁を併発することが多く見られます。
これに対応するには、泌尿器科と呼吸器内科の両方の知識を持たなければ患者さんが満足できる対応はできません。それがわたし自身の武器にもなっていると思います。救急外来などのプライマリーケアだけにとどまらず、その後の泌尿器科疾患のフォローができるようになると、強いのではないでしょうか。

窪田：たとえば、とくに慢性咳嗽で咳が止まらない女性の尿もれが深刻になったとき、その部分までケアできれば、患者さんの満足度は高くなりますよね。今後くぼたクリニックで身につけていきたいことはありますか？

笹本：くぼたクリニックでは、幅広く一般的な診察をさせていただいています。ただ、たとえば原因不明の血尿が続き、石もなく細胞診検査を行っても何も出ない患者さんも少なくないので、そんなときは泌尿器科専門の先生が行っている膀胱鏡検査ができるようになれば、わたし自身の武器のひとつになり、さらに診療の幅が広がるでしょう。そんなスキルも身につけていきたいところです。

窪田：笹本先生はこれからどんな医師になり、どんな働き方をしていきたいですか？

笹本：わたしは現在、もともと在籍していた病院で週1回、非常勤で呼吸器内科の専門外来をこなしながら、くぼたクリニックで常勤として働いています。
両方を比べて思うのは、病院にはさまざまなルールが存在し、ハードルが高いことです。たとえば咳で呼吸器内科にかかりたいと思っても、コロナ以降はかならず発熱外来で陰性であることを確認しなければ病院には入れないシステムになっています。その結果、呼吸器内科を受診するまでに3時間かかり、そこで検査を受ければ1日がかりになってしまいます。
一方でくぼたクリニックの大きな強みは、かなりフットワーク軽く患者さんを診られる点だと思います。もちろん、質が低いということはまったくなく、千葉県松戸市で唯一重症喘息への生物学的製剤を行っている医療機関でもあります。高い専門性を持ちつつ、病院のようにルールでがんじがらめになっているわけではないので、患者さんにとって利便性がよく、気軽にかかれるクリニックです。そんなクリニックで、わたしも患者さんのQOLに貢献したいと思っています。

窪田：若い研修医の先生に向けたメッセージがあれば、いただけますか。

笹本：先ほどもお話ししましたが、くぼたクリニックは新しい検査や治療をかなりアクティブに取り入れているので、同じことをずっとくり返したい方よりも、ご自身ができる診療の幅を広げたい方に合っていると思います。
専門の研修が終わったあと、第2の後期研修を始めるようなつもりで飛び込んではいかがでしょうか。チャレンジを恐れない方にはうってつけの環境です。

窪田：笹本先生のような内科の先生も、泌尿器科を学びに来ていただければと思います。
笹本先生、ありがとうございました。

# おわりに

最後までお読みいただき、ありがとうございました。

泌尿器科、そして泌尿器科医としてがんばって働く人たちの魅力を感じていただけたでしょうか。

昨今の日本には、人口減、高齢化、社会保障費の増加、物価高など、あまり明るい話題がありません。

でも、高齢の人が増えるのであれば、60歳や65歳で定年などと言わず、もっと明るく、もっと長く働くべきではないでしょうか。実際、80歳でも元気に過ごしている方は少なくありません。

70代でも80代でも頭がしっかりし、運動ができるようなバイタリティある高齢者が増えれば、日本には未来があるはずです。

とは言え、年齢が高くなるにつれて身体はどうしても悪くなります。高齢になればなるほど、頻尿や尿もれ、前立腺肥大、前立腺がんといった泌尿器科系の疾患が増えるものです。
ですから、高齢の人たちが元気で過ごすには、泌尿器科医の存在がカギを握ると言っても過言ではありません。

泌尿器科医にできることはたくさんあり、今後ますます重要になっていくことは間違いないでしょう。

そんな必要とされ続ける医師に、あなたもなりませんか?
本書を読んで、「泌尿器科医として生きるのもありなのかな…」と思った方は、ぜひ当院も含め、泌尿器科の門を一度叩いてみてください。大歓迎します!

2024年11月　窪田　徹矢

# QRコード一覧

くぼたクリニック松戸五香
泌尿器科、内科、皮膚科、
美容皮膚科、外科、アレルギー科

くぼた小児科クリニック松戸五香
小児科、内科、
皮膚科、アレルギー科

新鎌ヶ谷くぼた皮膚科泌尿器科
皮膚科、泌尿器科、
アレルギー科

医療法人社団思いやり
採用サイト

くぼたクリニック松戸五香
YouTubeチャンネル

開業医の学校
YouTubeチャンネル

【LINE】
窪田徹矢の若手医師向け
【開業準備部】

＜著者紹介＞

**窪田　徹矢**（くぼた・てつや）

医療法人社団 思いやり理事長
くぼたクリニック松戸五香院長

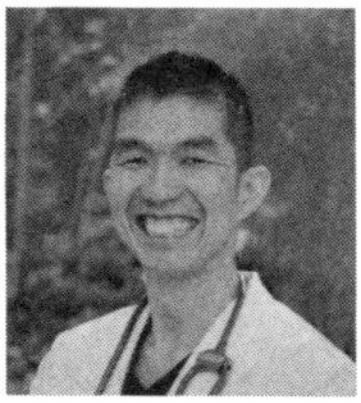

1978 年東京都生まれ。獨協医科大学を卒業後、千葉西総合病院の泌尿器科部長職などを経て、2017 年にくぼたクリニック松戸五香を開業。勤務医時代は、年間 1000 件ものロボット手術などを担当。
理事長を務める医療法人社団思いやりは、くぼたクリニック松戸五香をはじめ、くぼた小児科クリニック松戸五香、新鎌ヶ谷くぼた皮膚科泌尿器科を展開している。
「頻尿、尿もれ、ED を笑顔で治す専門家」として、年間 25000 人を診察。前立腺がん、前立腺肥大症、ED のエキスパートでもある。
著書に『ED かな？と思ったら読む本ー専門医が教える傾向と対策』（自由国民社）がある。

泌尿器科医《ひにょうきかい》の働《はたら》き方大全《かたたいぜん》　—勤務医《きんむい》から開業医《かいぎょうい》まで—　〈検印省略〉

2024 年 11 月 29 日　第 1 刷発行

著　者 —— 窪田　徹矢
発行者 —— 星野　友絵
発行所 —— 星野書房
〒 107 - 0062 東京都港区南青山 5 丁目 11 - 23 - 302
電話 03（6453）9396 ／ FAX 03（6809）3912
URL https://silas.jp　E-mail info@silas.jp
発　売　サンクチュアリ出版
〒 113 - 0023 東京都文京区向丘 2 - 14 - 9
電話 03（5834）2507 ／ FAX 03（5834）2508
URL https://www.sanctuarybooks.jp/
E-mail info@sanctuarybooks.jp
印刷・製本：株式会社シナノパブリッシングプレス
装　丁：谷元　将泰（谷元デザイン事務所）
本文デザイン・DTP：制作工房　風待茶坊
企画・構成・編集：星野友絵・牧内大助（星野書房）
　ISBN978-4-8014-8262-3 C3047